Ega Rasch

Heilen durch die Chakras

Ega Rasch

Heilen durch die Chakras

Seelenblockaden auflösen und Energiefelder harmonisieren

Aquamarin Verlag

Die Autorin

Ega Rasch, Jahrgang 1954, studierte Slawistik, Mathematik und Philosophie. Die Autorin leitet seit 1988 eine psychotherapeutische Praxis.

---

1. Auflage 2014

Voglherd 1 • D-85567 Grafing

Umschlaggestaltung: Annette Wagner

Druck: C.H. Beck • Nördlingen

ISBN 978-3-89427-681-2

Inhaltsverzeichnis

Präambel

»Es ist, was es ist.«

* * *

»Schon lange aufgepflügt
ist der Acker des Himmels – die Sieben.
Dorthin sät den Samen,
und das Wunder wird keimen,
so dass es nie mehr am Brot mangeln wird.
Gefüllt wird jede offene Hand, jeder Mangel.

Aber wo ist der Himmel?
Dort oben? Hier unten?
WAHRLICH – ER IST IN EUCH.«

die antwort der engel

Einleitung

Es geht in diesem Buch um die Wahrnehmung des Empfindens, angefangen beim körperlichen Spüren, über das atmosphärische Empfinden hin zu den Gefühlen, Gedanken und Erfahrungsinhalten.

Die Individualität eines jeden Menschen trägt eine Grundfärbung, die er im Allgemeinen selbst gar nicht wahrnimmt. Mit den in diesem Buch vorgeschlagenen Übungen lernen Sie, Ihre spezielle »Farbtönung« zu erfahren – gewinnen einen neuen Zugang zu ihrem Wesenskern. Gefühle sind nur eine Form, durch die sich die Seele dem Individuum mitteilt. Ein weiterer Weg ist die Meditation, die zugleich ein Heilungs- und ein Forschungsmittel ist. Sie dient in jedem Fall der persönlichen Entwicklung. »Das Geheimnis, dass die Psyche Fortschritte macht, besteht in »bewusstem Gewahrwerden auf dem Wege der Empfindung«, und das ist auch das Geheimnis der vielen Bewusstseinszustände, welche die Seele als empfindungsfähiger oder fühlender Faktor erlebt.«[1]

Verständigung stellt die Verbindung dar zwischen den individuellen Einheiten der Gedanken- und Gefühls-Welten verschiedener Personen. Sie ermöglicht es, Brücken zu schlagen, nicht jedoch eine Vereinheitlichung der verschiedenen Welten herzustellen. Voraussetzung für jegliche Kommunikation ist die Erforschung der individuellen Erfahrungs-Welt, denn das Problem der Psychologie dreht sich bekanntlich um die Fähigkeit, auf Reize anzusprechen. Sowohl theoretisch als auch praktisch handelt es sich um das Problem der Empfänglichkeit für Umweltreize und des Reagierens auf gebotene Gelegenheiten.

Neben der Dualität, die wir erfahren, im geistigen wie im materiellen Sein, das zu jeder Zeit unlösbar miteinander verwoben ist, fächert sich unser Erleben auf in sieben qualitative Abstufungen. Die sieben Haupt-Chakras als Mittler zwischen der subjektiven (inneren) und der objektiven (äußeren) Energie dienen als Gerüst für die Erfahrung der Meditation. Ein Zugang zu dieser Erfahrung und zur Entfaltung der Chakras, die Ihnen Bilder, Empfindungen und Symbole vermitteln, sowie deren Eigenschaften werden in diesem Buch vorgestellt.

Die Farben des Regenbogens sind Entsprechungen der sieben Chakras, und verschiedene Lebensthemen sind ebenso Entsprechungen der einzelnen Chakras. Dies gilt auch für bestimmte Gefühlslagen. Sie können mit den vorgestellten Übungen herausfinden, wie Ihre individuellen Themen zu den jeweiligen Chakras zuzuordnen sind, und Sie finden damit zugleich heraus, wie Sie etwas für Ihre Chakras und damit für sich, für Ihre Ausgeglichenheit und für Ihr persönliches Wachstum tun können.

Die Seele wahrnehmen

Die Seele eines Menschen lässt sich nicht messen. Menschen können sie nicht sehen, noch lässt sie sich genau fassen. Über die Seele kann man sich nur mit Begriffen verständigen, von denen anzunehmen ist, dass viele eine möglichst übereinstimmende Vorstellung von ihnen haben.

So soll hier, am Beginn dieses Buches, eine Metapher stehen: Ihre Seele ist das, was Ihnen ermöglicht zu sagen: »Das bin ich. Ich bin … (Setzen Sie bitte hier Ihren Namen ein.).«

Vielleicht bietet die nachstehende Übung dazu einen hilfreichen Einstieg.

Übung

Setzen Sie sich entspannt hin, schließen Sie die Augen und sprechen Sie zu sich selbst: »Das bin ich. Ich bin … (Setzen Sie bitte hier Ihren Namen ein.).«

Vermutlich werden Sie diesen Satz flüstern oder lautlos, innerlich formulieren. Vielleicht kommen Sie sich etwas »komisch« vor, fühlen sich verlegen. Das ist das Äußere, jene Umgangsform, die Sie mit Ihrer Seele pflegen. Nehmen Sie das zur Kenntnis. Dahinter lässt sich etwas erspüren, etwas erahnen.

Ich fragte meinen Sohn Joscha im Alter von 6 Jahren, wo im Körper er etwas spüre, wenn er sagte: »Ich bin Joscha.« Er probierte es aus, strahlte und deutete mit großer Selbstsicherheit auf sein Brustbein. Wo fühlen Sie etwas, wenn Sie sich selbst benennen?

Vielleicht können Sie herausfinden, dass es zwei unterschiedliche Ebenen des Empfindens gibt. Zum einen die körperliche Wahrnehmung, für die man konkrete Bezeichnungen verwenden kann, wie »kalt«, »warm« oder »drückend«. Diese Ebene kennen alle in ausführlicher Differenzierung aus der Erfahrung von Schmerz. Über die differenzierten Empfindungen von Wohlgefühl legt man sich gewöhnlich keine Rechenschaft ab. Das erfordert Übung.

Die atmosphärische oder innere Wahrnehmung, die auch körperlich zu empfinden ist, umschreibt man etwa mit den Worten »behaglich«, »freundlich«, »hell« oder »irgendwie bedrückend« …. Diese Ebene ist globaler, allgemeiner, bildet sozusagen den Übergang vom körperlichen Empfinden zum Gefühl. In der inneren Wahrnehmung muss man sich nicht auf äußere Begrenzungen einlassen. Wenn man dem Empfinden nachgibt, über seine körperlichen Grenzen hinaus wahrzunehmen, so bewegt man sich auf der Ebene der atmosphärischen Wahrnehmung. Hier werden gern Wörter benutzt wie »irgendwie«.

Bei Gefühlen – im Unterschied zu dem, was ich das Empfinden nenne – können sich die meisten Menschen im Allgemeinen präziser ausdrücken: »Ich bin zornig.« »Ich freue mich.« »Ich habe Angst.«

Zur Verdeutlichung kann eine Übung dienen, in der Sie sich auf Ihre innere Wahrnehmung konzentrieren.

Übung

Setzen Sie sich entspannt hin, schließen Sie die Augen und sprechen Sie den Satz: »Das bin ich. Ich bin ... (Setzen Sie hier bitte Ihren Namen ein.).« Lenken Sie dabei Ihre Aufmerksamkeit auf Ihre innere Wahrnehmung. Spüren Sie, ob sich Ihre Seele, Ihrem Empfinden nach, über Ihre Körper-Grenzen hinaus ausdehnt. Achten Sie darauf, ob Sie bei geschlossenen Augen etwas sehen, eine Farbe etwa. Lauschen Sie auch, ob sich vielleicht Ihr Hörvermögen ändert. Riechen Sie etwas? Empfinden Sie einen Geschmack, der sich unterscheidet von dem, den Sie vor der Übung wahrgenommen haben?

Sie haben jetzt, wenn Sie sich auf diese Übung eingelassen haben, eine vage Vorstellung von Ihrer Seele.

Gleiches gilt auch für mich als Autorin, und doch sprechen wir jetzt immer noch von verschiedenen Inhalten, wenn wir das Wort Seele verwenden.

Über dieses Grundproblem sollte man sich stets im Klaren sein, dass Verständigung nur auf Ähnlichkeit, nicht aber auf Gleichheit beruht.

Im Grunde kann man hier einen nicht endenden Dialog führen, indem man seine Gesprächspartner immer wieder fragt: »Was meint das für dich …?«, »Wie empfindest du …?«, »Wie berührt dich das …?«, »Woran erinnert dich das …?«

Sie werden bei einer solcher Erkundung eine Welt von Beziehungen entdecken, unter Aspekten, die in Ihrer Gedanken- und Gefühlswelt keineswegs verknüpft sein müssen oder in ganz anderen Relationen zueinander stehen, als Sie gemeinhin annehmen. Diese Einsicht kann eine ganze Flut von Erkenntnissen auslösen.

Nehmen Sie sich Zeit und lassen Sie sich berühren davon.

Sprache als Instrument

Es gibt Bücher, die lese ich wieder und wieder, und beim fünften Mal geht mir an einer Stelle plötzlich ein neuer Sinn auf. Was geschieht da? Lag der Sinn vorher auch schon darin und ich habe ihn nicht entdeckt? »Interpretiere« ich die Autorin? War dieser zusätzliche Sinn beabsichtigt? Wenn nicht, wie kann ich ihn er-finden? Oder – noch verblüffender – ich wurde einmal in einem Text von mir auf einen Sinn hingewiesen, den ich nicht beabsichtigt hatte, – und ich stellte fest, dass ich auch diese Fremd-Interpretation meines Textes voll bejahen konnte, ohne dass ich sie bewusst hineingelegt hätte. »Der Text geht immer über den Autor hinaus«, habe ich irgendwann im Laufe meiner Studien thesenartig gelernt. Der Text geht nämlich insofern über den Autor hinaus, als er im Leser oder der Leserin deren erfahrene Inhalte anrührt und weckt, sie gewissermaßen aktualisiert.

Hier wird ein umgreifendes Konzept aus der derzeit an den herrschenden Institutionen gelehrten Psychologie berührt: Das

Konzept der Übertragung. Es bezieht sich auf das sprachliche Universum und auf Erfahrungen räumlicher Art, auf die Kenntnis von Dingen, von Ereignissen und auf die Menschen, denen man begegnet. Mit anderen Worten: Alles, was ein Mensch erlebt, kann gefärbt sein von früheren Erfahrungen. Zugleich ist man sich keineswegs bewusst, dass man die Färbung früherer Tage wahrnimmt und nicht etwa nur die aktuelle Situation.

Übung

Denken Sie »Mutter« – und fühlen Sie dabei aufmerksam und wach in sich hinein. Achten Sie auf die Bilder, die vor Ihrem inneren Auge vorüberlaufen. Hören Sie die Sätze, die Ihnen durch den Kopf ziehen. Stellen Sie sich auf Ihre verschiedenen Ebenen der inneren Wahrnehmung ein.

Übung

Machen Sie dasselbe mit dem Begriff »Vater«.

Ich wähle die Begriffe »Vater« und »Mutter«, weil sie in jedem Menschen grundsätzliche Erfahrungen wecken. Mutter und Vater sind die ersten Menschen, zu denen wir eine Gefühlsbeziehung entwickeln. Mit ihnen üben wir unser Mensch-Sein ein. Was in der frühen Kindheit gelernt wird, ist die Grundlage, auf der wir weiteres Lernen aufbauen. Zu Beginn unseres irdischen Lebens sind wir äußerst empfänglich. Und wir merken uns alles gut für unser weiteres Leben. Hier erwerben wir sozusagen die

Grundfärbung, die wir späteren Erfahrungen beizumischen geneigt sind. Was auch immer die ersten Lektionen vermitteln, es fällt uns im Allgemeinen schwer, Neues an dessen Stelle zu setzen. Man ist sich nicht einmal klar, dass man das früh erworbene Bild sozusagen nur anreichert mit gegenwärtigen Erfahrungen, man meint vielmehr, die aktuelle Situation in ihrem »wirklichen« Gehalt zu erfassen. Diese »Wirklichkeit« scheint nicht zu existieren. Die Wirklichkeit setzt sich offenbar zusammen aus den unzähligen subjektiven Wirklichkeiten aller Menschen. Darum fordere ich Sie auf: Erforschen Sie Ihre persönliche Wirklichkeit. Entdecken Sie Ihre spezifische Qualität. Und um sich selbst auf die Spur zu kommen, sind andere unerlässlich. Zum Beispiel: Um zu erfahren, was Rot ist, dient der Kontrast zu Grün ebenso wie die Nähe zu Orange. Man erfährt auch etwas über die Eigenschaft Rot in Berührung mit allen anderen Farben, auch mit anderen Rottönen. So ist es mit so einfachen Erscheinungen wie Farben, und so ist es erst recht mit so vielfältigen Geschöpfen wie Menschen. Um sich selbst zu erfahren, helfen Menschen, die einem ähnlich sind, ebenso wie Fremde, die in ihrer Art wenig mit einem gemeinsam haben. Ähnlichkeit wie Kontrast machen die Grenzen deutlich, die Auskunft geben über den eigenen »Innenraum«, die ureigene Qualität. Darum schlage ich Ihnen vor: Tauschen Sie sich mit jemandem über die Übungen aus. Berichten Sie ausführlich über Ihre subjektive Wirklichkeit. Fragen Sie gründlich nach – bei sich und bei anderen nach deren Wirklichkeit. Im Prozess des Formulierens werden Sie ebenso Neues über sich erfahren wie beim Zuhören von subjektiven Berichten anderer Menschen. Sie werden erkennen, dass andere sich an die Dinge und Geschehnisse, denen sie im Leben begegnen, auf andere Weise annähern als Sie. Sie werden sehen – wenn Sie sich wirklich berühren lassen von anderer Menschen Schilderungen – dass es für Sie von völlig vertrauten und altbekannten Sachverhalten ganz neue, Ihnen bisher unbekannte Perspektiven gibt. Das Erkennen neuer Blickwinkel verändert Ihren Horizont. Anderer Menschen Erfahrungen werfen Licht aus neuen Richtungen auf Ihre eigenen Erfahrungen. Erleben Sie die Einsicht, die Sie sagen lässt: »Ach, so kann man das auch machen.« Und erfassen Sie wirklich gründlich, wie Sie selbst an das Leben herangehen. Versuchen Sie, sich mit Ihrer »Färbung« vertraut zu machen. Kommen Sie Ihrer speziellen, individuellen Wahrnehmungsweise auf die Spur. Es ist ein schwerer Schritt, sich zu sich selbst zu bekennen, zu der Einzigartigkeit der eigenen Empfindungen.

Sie werden zu Beginn solcher Übungen, wie ich Sie Ihnen in diesem Buch nahe lege, bei Gedanken Zuflucht suchen wie etwa diesen:

- Das bilde ich mir nur ein.
- Das Empfinden ist nur zufällig aufgetreten.
- Das hat mit meinen Gedanken überhaupt nichts zu tun.
- Bei diesem Wetter habe ich häufig Kopfschmerzen.

Und dergleichen mehr. Die zu erspürenden Empfindungen sind ungewohnt zart für die meisten. Entwickeln Sie Zutrauen zu dieser pastellartigen Wahrnehmung.

Alles Leben teilt sich ein in Einatmen und Ausatmen, Wachen und Ruhen, Aktivität und Rezeptivität. In der zivilisierten Welt findet sich zu wenig Raum und Zeit für den weniger spektakulären Teil des Lebens – die Ruhephasen, das

Rezeptive (= Empfängliche), das Stille, das Spüren, das Sich-Ausbreiten-Lassen. Ich schlage Ihnen vor und lege Ihnen ans Herz, sich auf diese Weise Raum und Zeit zu nehmen.

Wie teile ich anderen nun mit, was sich in der Stille ereignet? Sie müssen neue Worte er-finden für den verborgenen Bereich Ihres Lebens. Die Umschreibungen werden anfangs holperig sein, werden nicht ganz zutreffend erscheinen. Es ist Mut erforderlich, wenn ich unbekannte Phänomene ausdrücken will. Es gibt keine Bestätigung durch andere. Daraus ergibt sich eine Unsicherheit – und mit der müssen alle Menschen lernen zu leben. Es kann auch keine Korrektur durch andere stattfinden, ebenso keine Ablehnung dessen, was man selbst anderen gegenüber vorstellt. Das bedeutet eine Erleichterung gegenüber den gewohnten Lernprozessen. Zugleich ist es eine Erschwernis: Sie müssen sich trauen. Sie müssen Ihrem Empfinden trauen und Sie müssen es wagen, Ihr Empfinden wichtig zu nehmen. Sie dürfen sich trauen: Sie sind der Experte beziehungsweise die Expertin in Ihrem Leben. Sie dürfen es wagen, sich auf Ihr Empfinden zu verlassen.

Es begegnet Ihnen mit dieser Art zu lernen eine Neuheit: Es wird Sie abenteuerlich berühren, und Sie werden vielleicht Angst empfinden. Sie werden mit all dem konfrontiert, was bei jedem Neuanfang geschieht. Sie verlassen den Bereich, in dem Richtig und Falsch herrschen, um in jenen Bereich vorzudringen, in dem Sie verschiedene Qualitäten erspüren lernen. Sie bewegen sich in eine neue Welt von Gedanken und öffnen sich neuen Werten.

Die bisher vorgestellten Übungen sind eine Form zu meditieren. Meditation bedeutet, in die Mitte zu gehen. Die Mitte eines sprachlichen Begriffs ist dessen Bedeutung, die für jeden eine unterschiedliche Akzentuierung besitzen kann. Mittels Meditation begebe ich mich – auch wenn ich mich der Sprache als Einstiegsmittel bediene – in den sprachfreien Raum.

Wenn ich Ihnen vorschlage, sich mit anderen auszutauschen über die Erfahrungen in der Meditation, so fordere ich Sie auf, das sprachfrei Erlebte in Worte zu fassen, das Begrifflose zu begreifen und für andere wie sich selbst fassbar zu machen. So stellen Sie mit der Sprache die Verbindung her zu diesem bislang noch unbegriffenen Raum. Das ist die Methode, die meiner therapeutischen Arbeit zu Grunde liegt und die im tiefen Sinne Psycho-Therapie genannt werden darf.

Psychotherapie umgibt hier zu Lande etwas Anrüchiges, den Geruch von »Mit mir ist etwas nicht in Ordnung, am besten halte ich das geheim«. Faktum ist: Niemand ist ganz in Ordnung, alle haben ihre geheimen Unordentlichkeiten. Es ist nicht nötig, daraus ein Drama zu machen. Es ist normal. Es ist menschlich. Die Frage ist, wie am konstruktivsten umzugehen ist mit seinen Unvollkommenheiten? In früheren Zeiten gab es für alle den wöchentlichen Kirchgang: Das war für jeden Menschen öffentliche Anerkenntnis einer höheren Macht im Leben. Es gab die Beichte, die jeder und jedem die eigene Unvollkommenheit offenbarte: Das war die Konfrontation mit der eigenen Fehlerhaftigkeit. Der Buße, die auferlegt wurde, folgte die Absolution. Sie brachte die Versöhnung mit sich selbst. (Ein früherer Chef von mir nannte dieses Verfahren, wie es die katholische Kirche etabliert hat, die größte sozialhygienische Maßnahme der westlichen Zivilisation.) Die Akzeptanz der eigenen Fehlerhaftigkeit ist nicht mehr so verbreitet wie in früheren Zeiten. Die sichtbare Bekundung der Hinwendung zur göttlichen Überlegenheit findet in der heutigen Gesellschaft eher vereinzelt statt. Die Erfahrung der Zugehörigkeit zu einer Gemeinde ist – an der Arbeitsstelle etwa – kaum gewährleistet. Ebenso verliert sich die Erfahrung von Demut bei gleichzeitigem Aufgehoben-Sein in der Gruppe. Wohin trägt man heutzutage seine unerledigten oder auch nur unbegriffenen Gefühle? Was fängt man mit einem Gefühl von Fehlerhaftigkeit an in einer Gesellschaft, die Perfektion fordert? Im Allgemeinen werden solche Gefühle unterdrückt, weggeschlossen. Auch andere Gefühle ummantelt man gewöhnlich mit Heimlichkeit. Gefühle erscheinen als hinderlich beim Vollzug eines modernen, erfolgreichen Lebens. Die Unabweisbarkeit der Gefühle sorgt jedoch dafür, dass man sich wieder und wieder mit den Bedürfnissen seiner Seele auseinandersetzen muss.

Psychotherapie ist im gelungenen Fall die Hinwendung zu den eigenen Gefühlen. Eine geglückte Psychotherapie befähigt die Klienten, ihre Gefühle in ihrem Alltag besser zu integrieren. Das heißt, dass die von mir angewandte therapeutische Methode zu einer volleren Zufriedenheit führt. Sie erlaubt es, mehr von sich selbst offen zu legen und zu leben. Über die Wahrnehmung der eigenen Befindlichkeit hinaus, intensiviert sie das mitmenschliche Leben, den gefühlsmäßigen Kontakt mit anderen.

Meine direkte Erfahrung mit Psychotherapie ist die Erfahrung tiefster menschlicher Würdigung. Sie ist die Grundlage für persönliche Entwicklung, für Erweiterung und Korrektur, für die innere Begegnung mit sich selbst und den eigenen Erfahrungen, möglicherweise einer Neubewertung alter Erfahrungen. Denn in der therapeutischen Situation, dem geschützten Raum, in dem Sie sich ganz sich selbst widmen können und sich selbst wahrnehmen dürfen, wie Sie sind, werden Sie sich in einer Weise begegnen können, die Ihnen die Würde Ihres Mensch-Seins unverhüllt vor Augen führt. Sie werden Ihre innere Größe erfahren und die Aussage eines Heiligen Mannes begreifen, die sagt, dass es nur eine Sünde gibt: »Wenn der Mensch vergisst, dass er ein Königskind ist.«[2]

Der Mensch sieht sich selbst nicht. Er sieht alles in seiner eigenen, von Kindheit an gewohnten Färbung. Er bedarf zur Korrektur seiner Selbst-Wahrnehmung der Perspektive der anderen. Meditation und die Reflexion darüber vermittelt neue Einsichten. Sie schafft eine neue Ausrichtung. Diese ist Teil meines Lebens geworden. Die Therapie, die ich daraus entwickelt habe und die ich hier vorstelle, nenne ich »Energie- und Farb-Therapie«.

Die Grundlagen der Energie- und Farb-Therapie

Es gibt sieben große Energiezentren im menschlichen Körper, die (Haupt-)Chakras. *Chakra* ist ein Wort aus dem Sanskrit, dessen Bedeutung »Rad« ist. Ein Chakra ist demnach rund und besitzt die Fähigkeit, sich zu drehen. Es entspricht einem Wirbel. Die Chakras wurzeln in der »Wirbel«säule. Das unterste, das Wurzel-Chakra, hat seinen Ursprung am Ende der Wirbelsäule im Bereich des Steißbeins. Dem Verlauf der Wirbelsäule nach oben hin folgend, reihen sich die Energiezentren übereinander. Im Bereich der Lendenwirbelsäule befindet sich das zweite Zentrum, das Vitalitäts- oder Sakral-Chakra. Oberhalb der Taille wurzelt in der Wirbelsäule das dritte Energiezentrum, das Sonnengeflecht bzw. der Solarplexus. Ein wenig höher, ungefähr zwischen den Schulterblättern, entspringt der Wirbelsäule das vierte Energiezentrum, das Herz-Chakra. Im Nacken finden wir das fünfte Zentrum, das Kehlkopf-Chakra. Wenn wir uns den Verlauf der Wirbelsäule weiter nach oben hin vorstellen, entdecken wir hinter der Stirn im Kopf das sechste Energiezentrum, das »Dritte Auge«. Das Kronen-Chakra bildet als siebtes Chakra den Abschluss, oben auf dem Scheitel gelegen, als Teile der Achse, die unseren Körper aufrichtet.

In der esoterischen Literatur und in verschiedenen Kulturen gibt es unterschiedliche Farb-Zuordnungen zu den sieben Chakras. Meine Erfahrung lehrt mich, dass die Zuordnung der Farben des Regenbogens hilfreich ist. In der Bibel, 1. Mose 9, 12ff., steht:

»Und Gott sprach: Das ist das Zeichen des Bundes, den ich geschlossen habe zwischen mir und euch und allem lebendigen Getier bei euch auf ewig: Meinen Bogen habe ich in die Wolken gesetzt; der soll das Zeichen sein des Bundes zwischen mir und der Erde.«

Hier vernehme ich die Betonung der Verbindung zwischen Geist und Materie, die zur Aufgabe des Menschen wird, der er sich Tag für Tag zu stellen hat. Die Herkunft des Menschen ist irdisch, also materiell, ebenso aber auch himmlisch, also geistig. Dementsprechend lebt der Mensch nur dann im Einklang mit der gegebenen Ordnung, wenn er beide Seiten seines Mensch-Seins verwirklicht. Nur dann fühlt man sich zufrieden und eins mit der Welt. Die sieben Farben des Regenbogens helfen dabei, den Übergang zu finden zwischen dem Grobstofflichen, der Materie, und dem Feinstofflichen, dem Geist.

Nach meinem Gefühl beziehen sich die Farbzuordnungen gemäß dem Aufbau des Regenbogens auf die zweite Körperebene, auf die ätherische Hülle, die den physischen Körper durchdringt und umschließt. Es ist die Ebene von Gesundheit und Krankheit, der Bereich der Vitalität. Sie umhüllt Ihren sichtbaren Körper wie ein loses Gewand. Meine Wahrnehmung stimmt weitgehend überein mit der von Barbara Ann

Brennan, wie sie es darstellt in ihrem Buch »Licht-Arbeit«.[3] Für wesentlich halte ich die Zweiteilung der fünf Chakras, die sich entlang der Wirbelsäule aufreihen und nach vorne und nach hinten energetisch strömen. Es ergeben sich so zehn Energie-Räder. Zu diesen fügt sich das Wurzel-Chakra hinzu, das mit »Mutter Erde« verbindet, sowie das Kronen-Chakra, das mit »Vater Himmel« verbindet. Aus der magischen Zahl sieben wird so die Zahl zwölf. Die Chakras sind uns gegeben, » … um den Sinn und Zweck der Zahlen sieben und zwölf zu ergründen, auf denen all unsere Schöpfungsprozesse beruhen.«[4] Sie liefern Erfahrungen in Form von Bildern, Empfindungen und Symbolen. Die Existenz der Chakras und ihre spezifische Beschaffenheit ermöglichen es dem Körper, sich mit der geistigen Ebene zu verbinden.
In »die antwort der engel« heißt es:

> *»Die sieben Seelen sind euer Heim. Auf der Ersten ruht euer Fuß. Sechs umhüllen euch bis zum Scheitel, und die Sieben ist oben.«*

Und auf die Frage: »Wie ist der Mensch aufgebaut?« lautet »die antwort der engel«:

> *»Sieben Stufen.«*

Die Energieräder, die der Wirbelsäule entspringen, sind den meisten Menschen unsichtbar. Fühlen kann sie jedoch jeder. Es gibt verschiedene Körper-Ebenen und verschiedene ineinander verwobene Körper. Gehen wir zunächst von unserem physischen Körper aus. Jedes Chakra belebt mit seiner Energie den Teil des Körpers, in dem es sich befindet. Es durchdringt mit seiner Energie jedoch auch den nächst feineren »Körper«, die ätherische Hülle. Diese ist in ihrer Substanz feinstofflicher als der physische Körper. Wenn man einen vor Vitalität strotzenden, strahlenden Menschen sieht, nimmt man die Qualität seiner ätherischen Hülle wahr. Die nächste Ebene, der noch feinstofflichere Körper, durchdringt die beiden erwähnten Körper und geht in seiner Ausdehnung über sie hinaus. Dies ist der Emotional-Körper. Auch Emotionen haben »Substanz«, die wahrnehmbar ist. Der nächst feinstofflichere Körper umfasst die Beziehungen, die der Mensch mit seiner Umwelt knüpft. Stellen Sie sich all Ihre Beziehungen, die Sie mit der Welt verbinden, wie ein Netz vor, dessen zentraler Knotenpunkt Sie selbst sind. Da gibt es breite Strahlen und feine Linien; sie alle bedingen das Verwoben-Sein mit der Welt. Sie durchdringen die Gefühle, die Vitalität und den physischen, grobstofflichen Körper und gehen über diese hinaus in ihrer Reichweite. Auch in diesem Körper befinden sich Chakras, die ihre Energie senden und die ihnen entsprechend Energien empfangen. Der nächst höhere Körper, noch feiner in seiner Stofflichkeit, durchdringt wiederum die vorhergehenden und geht in seiner Ausdehnung über sie hinaus. Dieser Körper ist noch abstrakter. Ihn zu erfassen, setzt voraus, dass Sie sich einstimmen auf die Tatsache, dass der Mensch geistige Aufgaben zu erfüllen hat in dieser Welt. Hier ergreift das Schicksal den Menschen und hier kann er selbst gestaltend eingreifen in das Schicksalhafte. Die höheren, noch feinstofflicheren Ebenen, die zum Dritten Auge und zum Kronen-Chakra gehören, entziehen sich dem sprachlichen Fassungsvermögen. Für die Ebene des Dritten Auges kann man das Bild des Nachthimmels in seiner unermesslichen

Weite wählen. Seine tiefdunkle Farbe ermöglicht ein Versinken ohne Ende. Wenn Sie das Gefühl der Geborgenheit darin finden, gewinnen Sie eine Ahnung dessen, was Ihnen dieser »Körper« vermitteln kann an Erfahrung, Ausdehnung und Wachheit. Über das Kronen-Chakra und die zugehörige Ebene möchte ich lieber schweigen, gemäß einem Satz von Ludwig Wittgenstein: »Wovon man nicht sprechen kann, darüber muss man schweigen.« Auch das Schweigen besitzt eine Energie.

Jedes der sieben Haupt-Chakras bietet Zugang zu je einem »Körper«. Das Wurzel-Chakra verbindet mit dem physischen Körper.

Das Vitalitäts-Chakra gewährt Zugang zum Vitalkörper, auch Ätherkörper genannt. Es ist der Körper, der den physischen Körper energetisch »trägt«. Er durchdringt den physischen Körper und geht ein wenig über ihn hinaus. Es ist der Körper, in dem sich Gesundheit und Krankheit manifestieren. Wenn man sich mittels regelmäßiger Meditation sensibilisiert hat, erspürt man in diesem Körper bevorstehende Krankheiten in Form von Schatten.

Das Sonnengeflecht verbindet uns mit dem Emotional-Körper. Stellen Sie ihn sich als eine Schicht vor, die Ihren physischen und den Vitalkörper durchdringt und darüber hinaus reicht.

Das Herz führt zu einem Körper, der wiederum die anderen durchdringt und über sie hinaus reicht, in dem sich alle Beziehungen ereignen. Dieses Geschehen ist nicht an aktuelle Ereignisse geknüpft, sondern entspricht den tieferen Ebenen des Seins. Die Menschen, die einem nahe stehen, knüpfen hier an.

Der über das Kehlkopf-Chakra zu erreichende Körper vermittelt die Kenntnis vom eigenem »Schicksal«, den gelebten

Leben und den wartenden Aufgaben, denen man sich stellen muss.

Alle Chakras durchdringen alle energetischen Schichten eines Menschen und haben auf jeder Ebene des Seins ihre jeweils spezifische, unverwechselbare Qualität. Neben der Dualität, die der Mensch im zugleich geistigen und materiellen Sein erfährt, das zu jeder Zeit unlösbar miteinander verwoben ist, fächert sich sein Erleben auf in sieben qualitative Abstufungen. Diese Stufen gilt es zu entfalten. Doch zuvor gilt es, eine Möglichkeit zu finden, um sie zu erfahren. In diesem Buch sollen Wege zu dieser Erfahrung und zu ihrer Entfaltung vorgestellt werden.

Die sieben Chakras

Der Mensch ist mit der Möglichkeit ausgestattet, auf sieben verschiedene Weisen zu empfinden. Für diese stehen die sieben Chakras oder Energiezentren. Sie werden hier der Reihe nach vorgestellt, um einen ersten Überblick zu gewinnen.

1. Das Wurzel-Chakra

Das Wurzel-Chakra befindet sich am unteren Ende der Wirbelsäule. Stellen Sie sich vor, dass sich hier, an der Basis Ihres Rumpfes, ein Kelch befindet, der sich zur Erde hin öffnet. Versuchen Sie, dieses Energiezentrum zu erspüren. Der Kelch ist rot wie eine Amaryllis-Blüte. Die Energie, die Sie mit diesem Chakra empfangen können und senden, entspricht der Qualität der Farbe Rot.

Chakras sind so etwas wie Relais-Stationen: Energie wird empfangen, Energie wird ausgesendet und kann transformiert werden. Der Mensch sendet also eine Tönung, eine Schattierung von Rot zur Erde hin, seinen spezifischen, individuellen Rot-Ton. Zugleich empfängt er den Rot-Ton der Erde. Man mag sich erinnern, dass die glühende Lava im Erdinneren rot ist. Fühlen Sie der Anziehungskraft des Erd-Bodens nach. So können Sie erahnen, wie universell gegenwärtig die Energie des Wurzel-Chakras wirkt. Die Farbe Rot zeigt ihre Entsprechung von lebenstragender Funktion auch darin, dass sie die Farbe des Blutes ist.

Übung

Setzen Sie sich aufrecht hin, etwa auf einen Stuhl, der es ermöglicht, dass Ihre Füße fest auf dem Boden ruhen. Schließen Sie die Augen und spüren Sie, wie Ihre Fußsohlen den Boden berühren, wie Ihre Oberschenkel auf der Sitzfläche des Stuhles aufliegen, wie Ihr Gesäß die Ebene bildet, die es Ihnen erlaubt, sich aufzurichten.
Wenn es Ihnen Schwierigkeiten bereitet, gerade zu sitzen, unterstützen Sie sich im Rücken mit einem Kissen.
Sitzen Sie.
Gehen Sie mit Ihrem Vorstellungsvermögen hinunter zu Ihren Füßen. Ertasten Sie im Geist Ihre Fußsohlen. Lassen Sie sich auf das Gefühl ein, dass Ihre Fußsohlen Ihr gesamtes Gewicht der Erde mitteilen. Spüren Sie den Umriss der Füße; gehen Sie weiter zu Ihren Knöcheln; verweilen Sie bei den Sprunggelenken, gehen Sie die Unterschenkel hinauf bis zu den Knien. Nehmen Sie sich Zeit für Ihre Kniegelenke; die Beugung mit der Kniescheibe und die Kniekehle. Erfühlen Sie die Konturen und das Innere Ihrer Beine.
Folgen Sie den Oberschenkeln, der Unterseite, die aufliegt, und der Oberseite bis zu den Leisten.
Fühlen Sie Ihr Gesäß: Dort gibt es »Sitzknochen«. Spüren Sie das Ende Ihrer Wirbelsäule, Ihr Steißbein. Hier befindet sich das Wurzel-Chakra. Stellen Sie sich vor, dass sich aus diesem Punkt ein Kelch von Energie zur Erde hin ergießt, die rot ist. Breiten Sie diesen Kelch aus und lassen Sie das Rot fließen. Es durchdringt alles Materielle mühelos. Fühlen Sie nach, wie weit sich Ihr Rot ausbreitet. Grenzen Sie es

nach außen ab, füllen Sie das Innere gleichmäßig. Lassen Sie das Rot abwärts strömen, bis tief in die Erde hinein, bis ins rote Erd-Innere.
Jetzt lassen Sie das Rot der Erde aufsteigen. Es drängt zu Ihnen, lassen Sie es geschehen. Lassen Sie sich erfüllen mit roter Erd-Energie. Ist sie warm? Ist sie kühl? Steigt das Rot der Erde in Ihrem Körper weiter auf als bis zu Ihrem Wurzel-Chakra? Lassen Sie es geschehen. Spüren Sie nach, wie die Kraft der Erde auf jede Ihrer Körperzellen wirkt. Stellen Sie sich die rote Energie als die Erdanziehungskraft vor. Sie ist immer da. Sie trägt Sie. Erleben Sie Ihr Fundament. Breiten Sie Ihr Fundament aus: Das ist die Grundfläche Ihres Lebensraumes. Spüren Sie die Kraft, die Ihnen durch Ihre Erdverbundenheit zuteil wird. Empfinden Sie, wie die Erde Sie nährt. Nehmen Sie so viel an Erd-Energie auf, wie es Ihnen angenehm ist. Tanken Sie auf, nähren Sie sich. Wenn Sie satt sind, spüren Sie noch einmal den Ausmaßen Ihres Körpers nach. Erfassen Sie Ihre Gestalt und öffnen Sie sich langsam wieder Ihrer physischen Umgebung.

Was ist die praktische Bedeutung der Meditation für Sie? Wie setzen Sie das vielleicht noch nicht klar Erfahrene um in praktische Schritte? Was hat das alles mit Ihnen selbst zu tun?

In Gruppen-Meditationen stelle ich fest, dass bei gleicher Themenstellung, z.B. der Erfahrung des Wurzel-Chakras, jeder Teilnehmer etwas Unterschiedliches erfährt. So empfindet jemand seinen höchst eigenen Farbton von Rot. Ein anderer wird auf das Thema Bodenständigkeit gestoßen, ein weiterer erfährt Empfindungen von Wärme bzw. Kälte, und wieder ein anderer fühlt Schwere, es tauchen Eindrücke von Leichtigkeit auf und es wird Kraft gespürt. Auch Selbstbehauptung kann ein Thema sein. Immer sind die jeweiligen Gegenteile mit eingeschlossen.

In der Arbeit mit dem Wurzel-Chakra begegnet einem ebenso der Mangel wie auch die Fülle an Bodenkontakt. Es gibt Wärme und Wärme-Verlust, also Kälte-Empfinden, Schwäche-Gefühl neben dem Empfinden von Kraft, Leichtigkeit wie Schwere, übermäßige persönliche Zurücknahme ebenso wie sich ausdehnende Selbstbehauptung.

Was innerhalb einer Gruppe geschieht, kann auch jeder Einzelne erfahren – zu verschiedenen Zeiten mit der gleichen Meditations-Übung. Im Grunde ist uns alles geschenkt, was es nur an Vielfalt in der Welt gibt. So lernen Sie Ihr Verhältnis zu Schwere ebenso wie Ihren Umgang mit Leichtigkeit kennen und können feststellen, dass diese beiden entgegengesetzten Themen miteinander verbunden sind. Sie sind zwei Seiten einer Medaille. Es sind die zwei Pole des einen Themas, das wir Gewichtung nennen können.

Die Dualität des menschlichen Seins drückt sich im Spannungsfeld zwischen inhaltlichen Gegenteilen von Haltungen, Gefühlen und Meinungen aus. Immer sind wir genötigt, den entgegengesetzten Pol miteinzubeziehen, indem wir das uns entgegen Gesetzte ablehnen, also Ärger, Wut und Enttäuschung empfinden, oder indem wir das uns entgegen Gesetzte begehren, folglich Liebe und Bewunderung, vielleicht Neid empfinden. Jedenfalls ist es ein langer Weg, bis wir angesichts dessen, was die Welt uns anbietet, bei allem gleichermaßen gelassen bleiben, das uns Dargebotene alles für gleich gültig –

im Sinne von gleich wertvoll – erachten. Auf diesem Weg gilt es, wohlwollend anzunehmen, was und wem auch immer wir begegnen, und zu prüfen, welche Resonanz in uns erklingt, um den Ursprungston in uns selbst zu vernehmen.

2. Das Sakral-Chakra

Das Vitalitäts- oder Sakral-Chakra wurzelt in der Lenden-Wirbelsäule in Höhe des Kreuzbeines. Etwa eine Handbreit unterhalb des Bauchnabels öffnet sich das Vitalitäts-Chakra nach vorn über den Bauch hinaus und nach hinten über den Rücken hinaus in gleicher Höhe mit je einem Kelch der Farbe Orange. Über dieses Chakra sind Sie durch die Qualität der Farbe Orange mit der Welt in Verbindung.

Übung

Stellen Sie sich vor, dass sich vorne und hinten in Ihrem Beckenbereich je eine orange-farbene Blüte öffnet. Visualisieren Sie beim Öffnen Ihres Vitalitäts-Chakras die Farbe Orange und spüren Sie den beiden Kelchen nach. Spüren Sie, wie das Orange Ihren Bauch- und Hüft-Bereich durchdringt und wie sich die Aura rings um Ihr Becken mit Orange füllt. Schließen Sie den Kreis rund um sich und fühlen Sie nach, wie weit Sie sich ausdehnen wollen. Versuchen Sie, sich gleichmäßig um den Ursprung des Vitaltiäts-Chakras herum auszubreiten. Versinken Sie in Ihrem orange-farbenen Bereich und lassen Sie Bilder und Gefühle aufkommen und vorüberziehen. Spüren Sie deren Qualität und erahnen Sie die Themen, die zu diesem Zentrum gehören. Lassen Sie sich Zeit. Wenn Sie abirren und Ihren Gedanken-Läufen folgen, kehren Sie einfach immer wieder ruhig und geduldig zurück zu Ihrem Empfinden von Orange im Unterbauch-Bereich.

Das Vitalitäts-Chakra korrespondiert häufig mit Themen von Wärme, Wachstum und Geborgenheit. Dies ist besonders leicht nachvollziehbar, wenn Sie daran denken, dass sich hier die Gebärmutter befindet, der Ort des ersten Wachstums eines jeden Menschen. Auch Bilder von Nahrung oder Ernährung, im konkreten und übertragenen Sinne, tauchen erfahrungsgemäß häufig auf. Folgen Sie Ihren Bildern. Spüren Sie nach, was Sie nährt, wessen Sie bedürfen für Ihre Geborgenheit und Wohligkeit.

Nichts ist falsch. Wenn Sie Gefühle von Kälte, Hunger und Mangel empfinden, so sind auch dies relative Aspekte des individuellen Versorgt-Seins. Erinnern Sie sich an das Gesetz der Polarität. Was einem inhaltlich als Gegenteil begegnet, ist die Kehrseite der Münze, die nicht abzulösen ist von ihrer Vorderseite und einfach nur eine andere Ansicht bietet, während sie nach wie vor dieselbe Münze mit unverändertem Wert ist. Nehmen Sie wahr, was immer sich Ihnen bietet. Versuchen Sie, zu anderer Zeit wieder unvoreingenommen zu erspüren, wie Sie sich jeweils aktuell in Ihrem orange-farbenen Bereich befinden.

3. Das Solarplexus-Chakra

Lange Zeit scheute ich mich, über das Zentrum zu schreiben, das als Sonnengeflecht oder Solarplexus auch in der westlichen Welt Medizinern wie Laien ein Begriff ist. Es ist ein heikles Thema. Das Sonnengeflecht entspringt in der Wirbelsäule, etwa drei Fingerbreit oberhalb der Taille. Es breitet seine gelben Kelche aus, nach hinten über den Rücken hinaus und oberhalb des Bauchnabels nach vorne über den Bauch hinaus. Legen Sie Ihre Hand auf Ihren Bauch in Magenhöhe und spüren Sie.

In der Praxis erlebe ich wieder und wieder, dass dieses Zentrum der Sitz des Ich-Gefühls ist. Hier werden wir zuerst verletzt. Jede Konfrontation mit der Außenwelt spüren Sie zunächst in der Magengrube. Alle verletzten Menschen sind auch hier, in ihrer persönlichen Sonne, der Wärme- und Licht-Zentrale ihres Körpers, verdunkelt, in ihrer Strahlungs-Fähigkeit beeinträchtigt.

Ich gehe noch weiter: Die in unserer Gesellschaft geforderte Anpassung an geschlechtsspezifische Rollen – unabhängig von der persönlich geprägten Begabung, Neigung oder Sehnsucht nach Selbstverwirklichung – wirft auf dieses Zentrum seinen Schatten. »Ich darf nicht die Person sein, die ich bin.« Diese Einsicht ist oft eine ganz frühe Erfahrung von Mädchen und Jungen, wobei sie allerdings jeweils unterschiedliche Vorgaben zu befolgen haben, die sich aber alle nur wenig an dem real gegenwärtigen Menschen orientieren.

Wertungen greifen hier an und ein. Wertungen implizieren immer auch Nicht-Wertungen, Ab-Wertungen, Ent-Wertungen. So erfahren Sie sich von Ihrer Körpermitte her:

Übung

Setzen Sie sich aufrecht hin. Werden Sie ruhig, ruhen Sie schwer auf dem Boden mit Ihrer Sitzfläche oder mit ihren Füßen. Spüren Sie, welche Ihrer Körperteile Berührung mit dem Boden haben. Empfinden Sie, wie Sie sich in die Luft erheben. Spüren Sie Ihr Aufgerichtet-Sein. Ihre Wirbelsäule ist die Achse, die Sie aufrecht hält. Nehmen Sie wahr, wie Sie Ihren Kopf tragen. Spüren Sie Ihre Verbindung zum Himmel. Wenn Sie frei sind von äußerlich bestimmenden Einflüssen, wenn Sie in sich entspannt und weit sind, gehen Sie mit Ihrer Aufmerksamkeit zu Ihrem Sonnengeflecht. Spüren Sie Ihrer Wirbelsäule entlang. Kehren Sie zurück zur Höhe Ihrer Taille und finden Sie den Punkt, in dem das Sonnengeflecht wurzelt. Öffnen Sie dann von hier aus mit Ihrer Vorstellungskraft eine gelb strahlende Calendula-Blüte, einen Ringelblumenstern, der sich nach vorn über Ihre Magengrube hinaus weit öffnet. Öffnen Sie anschließend Ihr Sonnengeflecht mit einer ebensolchen gelb strahlenden Blüte von der Wirbelsäule aus nach hinten. Spüren Sie, wie sich die gelbe Energie in Ihrem Oberbauch-Bereich ausbreitet wie warmes Licht. Dehnen Sie das Sonnengefühl kugelförmig von dem Wirbelpunkt aus, bis über Ihre Körpergrenzen hinweg. Lassen Sie Ihre kleine Sonne wachsen, bis Sie völlig eingehüllt sind in warmes gelbes Licht. Finden Sie den Umfang Ihres Scheinens, der Ihnen angenehm ist. Fühlen Sie sich wohl so. Bleiben Sie in Ihrem Licht, solange es Ihnen gefällt. Genießen sie das Geborgen-Sein in der Wärme, genießen Sie das Exponiert-Sein im Licht. Nehmen Sie sich selbst wahr.

Vielleicht füllt Ihre private Sonne genau Ihre Magengrube. Genießen Sie das. Fühlen Sie Ihr Wärme-Zentrum, spüren Sie seine Grenzen, spüren Sie weiter in Ihren Körper hinein, in die Bereiche, die nicht vom Licht des Sonnengeflechts durchleuchtet sind. Fühlen Sie die unterschiedlichen Qualitäten Ihres Körper-Empfindens. Strengen Sie sich nicht an. Nehmen Sie einfach wahr, wie und wo Grenzen sind. Achten Sie auf Licht und Schatten. Achten Sie auf Wärme und Kälte. Empfinden Sie die Unterschiede. Vertiefen Sie Ihre qualitativen Erfahrungs-Möglichkeiten. Verzichten Sie auf Urteile und finden Sie Beschreibungen Ihrer Erlebens-Qualitäten. Lassen Sie alles so, wie es ist. Registrieren Sie etwaige Veränderungen. Lassen Sie sie geschehen in Gelassenheit. Wenn Sie erfüllt sind von sich, finden Sie langsam und allmählich in Ihre gewohnte Umgebung zurück. Lassen Sie sich die Zeit, die Sie benötigen. Finden Sie Ihr eigenes Maß und erlauben Sie es sich. Füllen Sie Ihr Maß und erleben Sie es, satt zu sein. Kommen Sie mit dem Gefühl der Sättigung ins alltägliche Leben zurück.

Wenn Sie sich oder Ihren Mit-Meditierenden Rechenschaft ablegen über Ihre Erfahrung des Sonnengeflechts, dann geben Sie bitte auch die Farben wieder, die Sie erlebt haben. Erinnern Sie sich der Körper-Empfindungen, innerlich und äußerlich, bis hin ins Atmosphärische. Berichten Sie umfassend.

Das Sonnengeflecht vermittelt zwischen Körper und Ich-Bewusst-Sein. Eine Frau formulierte nach einer Solarplexus-Meditation: »Wenn ich mein Sonnengeflecht ganz öffnen kann, kenne ich meinen ganzen Körper, dann kann ich überall hinspüren und weiß dann, was dort ist und wie es ist.«

Hier befindet sich die Umschalt-Zentrale zwischen Bewusst-Sein und unterschwelliger Wahrnehmung, die wir ins bewusste Sein integrieren können, wenn wir allmählich lernen, die schwächeren Eindrücke präziser zu erfassen. Hier beginnt der Weg einer Bewusstseins-Erweiterung.

4. Das Herz-Chakra

Im Herzen wohnt die Liebe. Wohnt sie nicht dort, dann fehlt sie dem Menschen wahrscheinlich ganz. Das Energie-Zentrum Herz wurzelt ebenfalls – wie die anderen Chakras – in der Wirbelsäule. Man kann sie sich also vorstellen als Blüte in der Mitte des Körpers. Sie öffnet sich nach vorne, in der Höhe des Brustbeines, mit einem grünen Kelch und ebenso nach hinten, zwischen den Schulterblättern, mit einem zweiten Kelch, der über den Rücken hinausweist und mit dem verbindet, was hinter einem liegt.

Man liebt von Herzen und man leidet von Herzen. Zu lieben ist Leben. Wenn das Fließen vom Herzen aus stockt, erstickt das Leben. Ohne Liebe lebt nichts und niemand.

Wann immer eines der Energie-Zentren beeinträchtigt oder verletzt ist, leidet das Herz mit. Es heilt manchmal mit, während man beispielsweise am Solarplexus arbeitet. Es wird auch ständig genährt von den Kräften der Natur. Wenn es an dieser Nahrung mangelt, wird das Herz anfälliger. In der westlichen, vielfältig einbetonierten Zivilisation treten Herz-Krankheiten am häufigsten auf. Die Farbe, die das Herz-Chakra öffnet, ist das Grün.

»Man sieht nur mit dem Herzen gut«, schreibt Saint-Exupéry. Auch die anderen Sinne funktionieren nur gut mit einem offenen Herzen. Man kann nur mit dem Herzen wirklich annehmen, was einem geschenkt wird, und man kann nur von Herzen wirklich geben, womit man andere beschenken will. Außer der Freundlichkeit gibt man auch seinen Zorn weiter – und der sitzt oft im Herzen. Auf der Herz-Ebene gibt es kein

Ausweichen. Das Herz ist das Zentrum der Lebenskraft. Von hier strömt das Herzblut zu jeder Faser des Körpers, teilt so die Gefühle dem Körper mit.

Wenn man im Herzen getroffen ist, dann ist man wirklich betroffen. Über dieses Zentrum nimmt man einen anderen Menschen oder auch eine Aufgabe wirklich an. Über dieses Zentrum trifft man auch die Entscheidung einer emotionalen Ablehnung.

Der Mut sitzt im Herzen, die Beherztheit, die nötig ist, um sich dem Leben zu stellen. Es ist der Mut, im Leben zu erfahren, was wirklich ist. Dieser Mut ist zur aufrichtigen Begegnung mit dem Leben erforderlich, da man riskiert, abgelehnt zu werden. Für viele Menschen ist es auch ein Risiko, angenommen zu werden, wie sie wirklich sind. Die unverhüllte Preisgabe seines inneren Selbstes ist die Forderung, der man sich gegenübergestellt sieht, wenn man der Liebe begegnet. Dies gilt im Kontakt mit dem Einen oder der Einen, die man für seine Liebe erwählt hat. Dies gilt ebenso, wenn man sich einer Aufgabe gegenübergestellt sieht, die man mit seinem Herzblut erfüllen will. Es gibt kein Ausweichen auf der Herz-Ebene. Es gibt keine halben Sachen, wenn es um die Liebe geht.

Die Wahl, die man trifft, muss ganz und gar sein. Man ist gefordert, zu dem zu stehen, was wirklich wichtig ist. Ich wähle, was ich gebe und was ich nehme, denn zu lieben bedeutet, zu nehmen und zu geben. Das Herz verlangt unbedingte Ehrlichkeit sich selbst gegenüber. Die Folge daraus ist die Ehrlichkeit anderen gegenüber.

Übung

Setzen Sie sich möglichst entspannt und mit aufrechtem Rückgrat hin. Vergewissern Sie sich Ihrer Verbindung mit der Erde. Die Erdanziehungskraft wirkt auf jede Ihrer Körper-Zellen. Fühlen Sie Ihrer Schwere nach. Verfolgen Sie den Lauf Ihrer Wirbelsäule nach oben über Ihren Kopf hinaus bis in den Himmel. Spüren Sie die Allgegenwart des Himmels über sich. Empfangen Sie die Kraft des Himmels in Form von Licht, das auf Sie hernieder scheint und erhellend und wärmend in Ihren Körper eindringt. Fühlen Sie Ihrer Eingebundenheit in die Welt nach.
Jetzt atmen Sie in Ihr Herz, und atmen Sie aus Ihrem Herzen aus. Wenn Sie einen Schmerz spüren, so atmen Sie ihn in die Welt. Stellen Sie sich vor, dass dieser Schmerz zur Erde niedersinkt und zu Humus kompostiert. Atmen Sie durch Ihre Licht- und Wärme-Hülle reinigendes Grün ein – so lange, bis der Aus-Atem-Strom dem eingeatmeten in Leichtigkeit und Intensität gleicht.
Spüren Sie zwischen Ihren Schulterblättern den Punkt Ihrer Wirbelsäule, in dem das Herz-Chakra wurzelt. Öffnen Sie mittels Ihrer Vorstellungskraft einen Kelch nach vorne und einen nach hinten, die beide die Farbe Grün senden und empfangen. Füllen Sie Ihre Aura in Höhe des Herzens mit Grün. Lassen Sie sich so viel Zeit dafür, bis das Grün Sie gleichmäßig umgibt und durchdringt. Strengen Sie sich nicht an. Wenn Sie eine Ungleichmäßigkeit feststellen, so registrieren Sie diese – und lassen Sie sie sein, wie sie ist. Es ist, wie es ist.

Jetzt begeben Sie sich in das Innere Ihres Herzens, in die Kammer Ihres Herzens, in der Sie die Erinnerungen an alle Liebe, die Ihnen im Leben begegnet ist, bewahren. Öffnen Sie die Tür zu diesem inneren Raum, treten Sie ein und schließen Sie die Tür hinter sich. Betrachten Sie in Ruhe all die Symbole der Liebe in Ihrem Leben. Lassen Sie geschehen, was immer sich für Sie ereignet. Lassen Sie zu, dass da auch Schmerzliches ist. Es ist, was es ist.

Setzen Sie sich dem aus, was sich Ihnen bislang an Gestalten der Liebe gezeigt hat. Erfahren Sie, wie sich Ihnen die Liebe in diesem Raum zeigt. Lassen Sie geschehen, spüren Sie, sehen Sie, hören Sie, riechen Sie. Empfinden Sie die Atmosphäre.

Finden Sie – wenn Sie genug erfahren und genossen haben – in Ihre Welt der Alltäglichkeit zurück. Gönnen Sie sich auch für den Rückweg Ihre Zeit.

Sprechen Sie mit Ihren Mit-Meditierenden über Ihr Erlebnis, oder schreiben Sie es für sich auf. Tun Sie das ausführlich, achten Sie auf alle Details, an die Sie sich erinnern. Dies alles ist Teil Ihrer Wirklichkeit, Ihres inneren Erlebens, das Sie formte und weiterhin formen wird. Sie kennen jetzt den Ort Ihrer Liebe, den Sie jederzeit wieder aufsuchen können, um weitere Entwicklungen aufzuspüren, die sich in Ihrem Leben ereignen, die Ihnen zu eigen sind. Nehmen Sie sich vor, sich in Zukunft weiter mit Ihrem Herzen vertraut zu machen, weiter, tiefer und vielfältiger.

Spüren Sie zu Ihrem physischen Herzen hin: Versuchen Sie zu erfassen, wie es ihm jetzt geht. Ist es entspannter, wohliger?

Gut. Schmerzt es mehr als zuvor oder gar ganz neu? Auch gut. Akzeptieren Sie Ihren Schmerz als einen Teil Ihres Lebens und Ihres Liebens. Lassen Sie ihn aus Ihrem Körper hinausfließen, so gut Sie es vermögen. Lernen Sie Ihre Schmerzen – ob verborgen oder offenbar – ebenso kennen wie Ihre Freuden.

5. Das Kehlkopf-Chakra

Das Kehlkopf-Chakra wurzelt im Nacken in der Wirbelsäule. Die Farbe Himmelblau wird ihm zugeordnet. Es öffnen sich zwei Blüten-Kelche in Himmelblau, einer nach vorne über den Hals hinaus und einer nach hinten über den Nacken hinaus.

Der Himmel steht für Weite. Die Erfahrung mit dem Hals-Chakra bringt, gemäß dem Gesetz der Polarität, ebenso in Verbindung mit der inneren Enge, der Angst. Enge fühlt man im Kontakt mit Grenzen. Wenn sich Grenzen berühren, stellt sich ein Kontakt her. Auch die Erfahrung von Kontakt gehört zum Kehlkopf-Zentrum, zum himmelblauen Bereich.

Die Themen, die sich an das Kehlkopf-Chakra knüpfen, sind vielfältig. Über die Sprache, über die Stimme nimmt man Kontakt mit anderen auf. Kontakt setzt andere Menschen voraus: Das Hals-Chakra ist das Zentrum, das mit dem Du Verbindungen eingeht. Ist das Kontaktverhalten, das Verhältnis zum Du aus dem Gleichgewicht geraten, so findet sich die Entsprechung im Hals-Zentrum. Tritt jemand über die eigene persönliche Grenze, so fühlt man vielleicht einen Kloß im Hals.

Die Verbindung zwischen Kopf und Bauch, zwischen Verstand und Gefühl, wird durch die Kehle hergestellt. Worte werden gemäß dem Verstand formuliert und sie tragen eine Färbung entsprechend dem Gefühl.

Das Kehlkopf-Chakra symbolisiert die eigene Grenze. Ebenso nimmt man über dieses Zentrum die Grenzen seiner Mitmenschen wahr. Wenn man die Grenzen anderer nicht achtet, provoziert man Aggression. Die gilt es dann auch zu schlucken, und so wird wieder das Kehlkopf-Zentrum aktiviert.

Wenn man sein Kehlkopf-Chakra durchlässig macht, kann man sich mit Kopf und Herz im Einklang erleben. Neben dem Thema der Grenze geht es natürlich, bei der Beschäftigung mit dem Kehlkopf auch um Verbindung.

Übung

Wir erden uns, fühlen der satten Kraft der Erdanziehung nach. Wir nehmen die Wirbelsäule wahr, folgen ihrem Verlauf bis zu dem Punkt im Nacken, in dem wir spüren, dass hier die Energie verstärkt fließt. Wir öffnen mit unserem Vorstellungsvermögen unser Kehlkopf-Chakra mit der Farbe des Himmels, indem wir zwei hellblaue Kelche – einen nach vorn und einen nach hinten gerichtet – von diesem Energie-Punkt aus erblühen lassen. Wir gehen in Gedanken noch weiter hinauf, um über unseren Körper hinaus zu gelangen und uns unseres Eingebunden-Seins in den Kosmos bewusst zu werden.
Wir lassen das Azurblau aus unserer Kehle erklingen wie einen vollen Ton. Wir spüren dem Farbton nach, wie er das Innere unseres Halses durchdringt und sich rund um unseren Hals ausbreitet. Wir atmen das Blau ein – und wir atmen das Blau aus. Wir erspüren die Grenze unserer himmelblauen Ausdehnung, nehmen sie genau wahr, wie sie sich anfühlt rund um unsere hellblaue Aura-Schicht. Wir achten besonders auf die blaue Schicht hinter unserem Nacken. Wir fühlen dem nach, wie wir gerade hier Energie empfangen. Vielleicht hören wir einen Ton – dann schwingen wir lautlos mit.

Stellen Sie sich vor, Sie seien in einer weiten Landschaft. Sie sehen sie sich genau an, lassen die Stimmung auf sich wirken. Jetzt gehen Sie mit Ihrem Empfinden von innen nach außen – so weit, wie es sich für Sie gut anfühlt. Erspüren Sie Ihre Grenze, sorgfältig nach allen Seiten hin, und verleihen Sie Ihrer persönlichen Grenze eine Gestalt.
Fühlen Sie sich selbst mit Ihrer Grenze im Um-Raum. Fühlen sie, was zu Ihnen gehört. Fühlen Sie, was außer Ihnen existiert, was Ihnen fremd vorkommt. Erfassen Sie die Qualität Ihrer Grenze. Spüren Sie nach, was Sie nach außen durchlassen von Ihrem Inneren und was Sie von außen in sich einlassen. Nehmen Sie sich Zeit.

Wenn sich Ihr Bedürlfnis nach Ihrer Begrenzung, nach Ihrem persönlichen Schutzraum verändert, so geben Sie dem bewusst nach. Richten Sie sich wieder in Ihrem neuen Innenraum ein. Fühlen Sie wieder aufmerksam dem Außen nach, nehmen sie Ihre Grenze wahr, ziehen Sie Ihre Grenze.

Nehmen Sie sich die Zeit, die Sie benötigen. Finden Sie Ihren persönlichen Zeit-Raum, ertasten Sie die Zeit-Grenze von innen, von Ihrem Bedürfnis her, wenn Sie sich lange genug aufgehalten haben in Ihrer Meditation. Verlassen Sie dann bewusst und selbstverantwortlich die Ebene der Meditation, um sich in die Außenwelt zurückzubegeben.

Wenn Sie aus Ihrer Meditation zurückgekehrt sind, sprechen Sie – wie gewohnt – mit Ihren Freunden oder Partnern über Ihr Erleben, auch über Ihre körperliche Wahrnehmung. Seien

Sie sorgfältig. Gehen Sie auch der verborgenen Fülle nach, die sich im Detail offenbart, oder schreiben Sie Ihre Erfahrung auf.

Achten Sie auf alle Begriffe, die mit den Wörtern verbinden, trennen, Grenze, Kontakt, Weite, Enge zu tun haben. Hier spiegelt sich Ihre Erfahrung mit dem Kehlkopf-Zentrum.

Sollten Sie mit Ihrer Verantwortung konfrontiert worden sein, dann ist genau das der Inhalt der Klärung von Ihrer Grenze nach außen wie von innen. Nur wer genau seinen Bereich abdeckt, übernimmt Verantwortung. Nur wer sich zu weit reichenden Forderungen von außen verweigert, achtet auf seine innere Bestimmung (= Definition), wahrt seine Verantwortung. Nur wer den Mut hat, die Grenze zwischen sich und der Außenwelt deutlich zu machen, erkennt klar seine persönliche Verantwortlichkeit. Nur wer den Mut hat, sich in die Außenwelt so weit auszubreiten, wie es sein inneres Gespür verlangt, lebt seine persönliche Bestimmung.

Im Kehlkopf-Zentrum erfährt man die Grenze zum Du. Hier wird deutlich, dass ohne das Risiko der Verletzung keine Liebe erlebt werden kann. Kontakt beinhaltet, dass manchmal jemand über die Grenze tritt, dass es manchmal zu eng wird. Ebenso beinhaltet das Thema Kontakt die Erfahrung von Einsamkeit, einem nicht gestillten Bedürfnis nach Teilen-Wollen, Sich-Mit-Teilen-Wollen, einer zu großen Weite um einen herum. Das sind die polaren Gegensätze der Verbindung – Grenze und Grenzenlosigkeit in Bezug auf das Ich-Sein in der Welt. Beide müssen erfahren werden.

Worte, gesprochen oder gehört, sind die Grenzgänger, die Verbindungen herstellen zwischen dem eigenen Inneren und der äußeren Welt. Alle Attribute, mit denen man seine Worte belegt, werden ins Innere der Zuhörenden getragen, so wie man auch selbst alle Absichten der Mitmenschen in den Worten hört, die einen selbst treffen.

Ein Übermaß an Süße weckt das Verlangen nach Saurem oder Herbem. Ständige Wärme wünscht die Abwechslung der Kühle. Verschwimmende Wohligkeit weckt das Bedürfnis nach scharfen Konturen. Weisheit verlangt nach Härte. Sanftheit bedarf der Festigkeit.

Liebe bedeutet, andere Menschen in ihrer Gesamtheit zu erkennen – ungeschminkt, wahr und aufrichtig. Menschen zu sehen, wie sie sind, und in Kontakt zu bleiben mit offenem Herzen – das ist die Erfahrung von Liebe, nach der sich alle sehnen und die jetzt beginnen kann. Liebe umfasst alles, trägt alles, überschreitet alles Vergangene und Gegenwärtige. Liebe hat keinen Gegensatz, sie umschließt alles Seiende, birgt es in sich – und sei es zur Überwindung.

6. Das Stirn-Chakra, das Dritte Auge

Wenn man die Wirbelsäule nach oben weiter verfolgt, bis ins Innere des Kopfes hinauf, kann man einen Energie-Punkt ausmachen, der das »Dritte Auge« heißt. Dieser Punkt sendet seine Kraft meist nach vorne über die Stirn nach außen. Viele Menschen fühlen hier eine deutlich ausgeprägte Kraft. Mit der Kraft des Dritten Auges kann man verletzen. Wie wird diese gefährliche Kraft entschärft?

Die entgegengesetzte Kraft ist die des Heilens. Sie entsteht durch die Vereinigung der Energie des Dritten Auges, der Macht, mit der Herzens-Energie, der Liebe. Auch diese Energie gilt es besonders behutsam zu behandeln.

Liebe ist es, einen Menschen so zu sehen, wie er oder sie ist. Hierfür bedarf es des Dritten Auges. Die schmerzlichsten Erfahrungen macht man mit den Menschen, die man liebt und die einen lieben. Es sind dies Lektionen der Erkenntnis. Es werden die Augen geöffnet.

Wie die übrigen Chakras entlang der Wirbelsäule, hat auch das Stirn-Chakra zwei Richtungen, zwei Aspekte. So muss man auch hier versuchen, die hintere Seite durchlässig zu machen. Wenn Sie sich auf den Energie-Punkt im Kopf konzentrieren, stellen Sie sich vor, dass sich auch nach hinten, über den Hinterkopf hinaus, ein Kelch öffnet für die Energie der Farbe Indigo. So öffnet man sich der Intuition. Was hinter einem liegt, entspricht der Vergangenheit. Lang angesammeltes Wissen, das schon ins Unbewusste gesunken ist, kann hier verfügbar gemacht werden, wenn das Drittes Auge stets empfänglich gehalten wird.

Übung

Wir setzen uns in der gewohnten Weise aufrecht hin, erden uns und folgen dem Lauf unserer Wirbelsäule bis hinauf zur Basis unseres Kopfes. Von da aus spüren wir weiter nach oben, bis zum Zentrum unseres Dritten Auges. Diesen Punkt im Inneren unseres Kopfes dehnen wir aus – nach vorne über die Stirn hinaus und nach hinten über den Hinterkopf hinaus – mit der Vorstellung von Dunkelblau. Wir lassen das Dunkelblau kreisförmig um unseren Kopf sich ausbreiten in dem Radius, der uns schon vertraut ist.

Wir spüren der Tiefe dieser Farbe nach, die unendlich ist wie der Nachthimmel. Wir spüren die Weite des Geistes. Wir lassen uns berühren von der Kraft dieses klaren, unergründlichen Blaus.

Wir sehen uns selbst umhüllt von unserem Regenbogen, bis hin zum Kopf. Wir sehen, wie gleichmäßig der Umfang unserer Regenbogen-Hülle ist. Wir sehen die Farben, ihre Intensität, ihre Klarheit. Wir achten auf die Übergänge zwischen den verschiedenen Farben. Wir sehen auch die Unebenheiten in unserer Farbenhülle, Verdichtungen erkennen wir, wie auch dünne Stellen oder Löcher. Wir nehmen wahr, wie wir uns selbst sehen.

Wenn wir zum Ende unseres Sehens kommen, fühlen wir wieder nach dem Energie-Punkt im Kopf und lassen von hier aus die Aufmerksamkeit langsam die Wirbelsäule hinuntergleiten, bis wir durch das Wurzel-Chakra hindurch in der Erde angekommen sind. Wir dehnen das Gefühl aus, so dass wir »unseren Boden« spüren, unser Fundament. Dann erst kehren wir zurück in die alltägliche Welt.

Wir müssen bei der Meditation an den Kopf-Chakras darauf achten, dass wir die Kopf-Energien stets mit unserem Körper verbinden. Zu sehr sind wir in der zivilisierten Welt von Kindheit an gewöhnt an das »Verkopft-Sein«. Wir begünstigen mit solch einseitiger Belastung Kopfschmerzen, unruhigen Schlaf, Alpträume und Gedanken-Wust, der uns die innere Ruhe raubt, anstatt uns in höhere Gefilde von Ruhe und Frieden zu führen. Die Überflutung mit Bildern, etwa durch das Fernsehen, überdeckt unsere eigenen Visionen, die uns uns selbst näher bringen. Sollten sich also anfangs keine Bilder oder »langweilige« Eindrücke einstellen, so bitte ich Sie um Geduld mit sich selbst.

Indem wir die Energie des Dritten Auges herunter fließen lassen durch die Wirbelsäule, nehmen wir dem Strom des Stirn-Chakras seine zerstörerische Kraft, die Gefahr, andere zu verletzen. Die Verbindung mit dem Herzen nutzt die Macht des Dritten Auges in heilsamer Weise, für uns selbst wie auch für andere.

7. Das Kronen-Chakra

Das Kronen-Chakra, oben auf dem Kopf, das Scheitel-Chakra, stellt die Verbindung zum Himmel her. Ihm ist die Farbe Violett zugeordnet.

Es ist die Krönung des Aufgerichtet-Seins, auch der Aufrichtigkeit. Tragen Sie also Ihren Kopf erhoben. Um aufrichtig zu sein: Das fällt nicht leicht.

In Leichtigkeit aufrichtig zu sein,
möchte ich hier als Ziel formulieren, als Leitbild für eine Entwicklung, für die sich jeder entscheiden kann, um sich ihm täglich aufs Neue zu nähern.

Sie können schon diesen Worten entnehmen: Auf der Ebene unseres Kopfes, ja höher noch, denn der Kopf bildet ja die Grundlage, aus der sich das Energie-Zentrum unseres Scheitels erhebt, wird es »hochgeistig«. Doch auch das gilt es, sich zu Eigen zu machen. Es muss kein Aspekt des Mensch-Seins gefürchtet werden, auch nicht stärker ehrgefürchtet als ein anderer.

Immer ist der Himmel über dem Menschen, so wie die Erde beständig von unten auf ihn einwirkt. Erlauben wir der Kraft des Himmels, sich auf uns herabzusenken. Erlauben wir unserer Wahrnehmung, sich für die Sphären über uns zu öffnen. Gestatten wir die Verbindung von unserem körperlichen Mensch-Sein zu der kosmischen Weite über uns.

Übung

Wir sitzen aufrecht, schließen die Augen und spüren unsere Schwere. Wir konzentrieren uns auf unsere Wirbelsäule, spüren sie als die Achse, die uns aufrecht hält. Wir setzen unser Empfinden von der inneren Aufrichtung, Ausrichtung nach oben, fort. Wir spüren in unserem Kopf einen zweiten Energie-Punkt, etwas höher als den, den wir als die Quelle des Dritten Auges erkannt haben, und wir öffnen ihn sanft nach oben zum Himmel hin.

Wieder senken wir unsere Aufmerksamkeit nach unten und empfangen die Erd-Energie in der Farbe Rot. Wir verwurzeln uns, indem wir vom unteren Ende der Wirbelsäule aus unsere Rot-Energie ins Erd-Reich schicken.

Wenn wir hinreichend geerdet sind, folgen wir dem Lauf unserer Wirbelsäule nach oben und halten in Höhe des Kreuzbeins inne, um hier unser Vitalitäts-Zentrum mit Orange zu öffnen. Wir dehnen uns kreisförmig im Bereich des Beckens aus mit orange-farbener Energie. Wir schaffen uns unseren Umkreis und lenken unsere Aufmerksamkeit noch einmal mit der Vorstellung von sanftem Strömen in die hintere Becken-Region. Wir lassen Schmerzen, Druck und jedes Festhalten hinausfließen, bis wir uns ausgeglichen fühlen.

Wir lassen unsere Vorstellung weiter aufsteigen, bis wir in Höhe unseres Magens in der Wirbelsäule wieder einen Punkt ausmachen können, der sich anfühlt, als sei hier mehr Energie gesammelt. Lassen wir sie von hier ausströmen mit dem Bild von gelbem Licht, das unseren Körper in Höhe des

Sonnengeflechtes nach vorne und nach hinten überstrahlt. Wir sehen, ob das Gelb vorne heller scheint als hinten. Wir versuchen uns vorzustellen, dass der Energie-Punkt in der Wirbelsäule das Zentrum unseres Lichtkreises ist.
Wir folgen dem weiteren Verlauf der Wirbelsäule bis zu dem Punkt zwischen den Schulterblättern, der das Zentrum unserer Herz-Energie darstellt. Wir öffnen unser Herz-Zentrum mit Grün. Wir breiten unser Grün in alle Richtungen aus. Wir schaffen unseren Herzens-Kreis, sanft und in Ruhe.
Ganz von allein zieht sich unsere Aufmerksamkeit wieder auf die Wirbelsäule und steigt auf zum Nacken, wo sich unser Hals-Zentrum befindet. Wir lassen auch diesen Punkt erstrahlen in die Weite um uns herum – mit der Vorstellung von Hellblau. Wir achten auf eine gleichmäßige Ausdehnung und schaffen uns ganz bewusst eine Grenze nach außen.
Wieder kehren wir zu unserer Wirbelsäule zurück, verfolgen sie bis hinauf in den Kopf zum Ursprungs-Punkt des Dritten Auges, um uns die Weite des Nachthimmels in tiefem Dunkelblau als eine weitere Kreis-Ebene zu erschaffen.
Wir gehen zurück in unseren Kopf mit unserer Vorstellung und öffnen unser Kronen-Chakra von dem höheren Energie-Punkt aus nach oben zum Himmel mit Violett. Wir lassen das Scheitel-Chakra sich öffnen und aufstrahlen, so weit es mag. Von hierher strömt das Licht des Himmels herunter. Wir lassen es ein in unsere Regenbogen-Aura, und es erleuchtet unsere Farben.
Unerschöpflich fließt das Licht in uns ein und reinigt unsere dunklen Stellen, lässt das Matte erstrahlen und das Graue

ausfließen, macht uns leicht und hell. Wir verweilen und lassen geschehen, dass uns das Licht erfüllt.

Jetzt haben Sie eine Fülle an Wahrnehmungen, denen Sie Aufmerksamkeit schenken können. War Ihre Licht-Hülle gleichmäßig? Wo dehnte sie sich stärker aus, wo zeigte sie Einbuchtungen? Gab es Schatten, dunkle oder getrübte Stellen? Welche Farbe konnten Sie leicht visualisieren, bei welcher fiel es Ihnen schwerer, sie sich vorzustellen? Haben Sie in manchen Körperbereichen Schmerz gespürt, Druck, ein Stechen oder eine gewisse Enge? Konnten Sie eine Richtung ausmachen? Zog es Sie nach oben, explodierten Sie nach außen oder mussten Sie sich anstrengen, um Ihren Lichtschein über die physische Hülle auszudehnen? Hörten Sie Töne? Drängten sich Ihnen Gedanken auf oder innere Bilder? Hat sich Ihre Geruchs- und Geschmacks-Wahrnehmung verändert? Haben Sie ein Gefühl von Schwere empfunden? Oder von Leichtigkeit? Quillt es in Ihnen auf wie ein unbändiges Lachen? Flossen Tränen? Haben Sie tüchtig geschwitzt? Sind Sie jetzt hungrig oder durstig? Frieren Sie? Sind Sie jetzt müde oder erschöpft? War es eine wohlige Erfahrung oder hat es Sie unangenehm berührt?

Kommen Sie sich auf die Spur. Entdecken Sie Ihre Wahrnehmung von sich selbst. Durch diese Selbst-Wahrnehmung filtern Sie alle Ihre Eindrücke von der Welt.

Diese Übung ist meine tägliche Eingangsübung beim Meditieren. Sie erlaubt mir zu erkennen, wenn mein Herz verletzt ist oder wenn ich einmal wieder etwas für meinen Bodenkontakt tun sollte. Sie zeigt mir, wie ich mich in der Gegenwart befinde, wieder einmal zu eilig nach vorne strebend oder zu weit zurückgelehnt. Durch diese Übung spüre ich, wenn ich mich völlig zugeschüttet habe mit Unwichtigem. Das äußert sich z.B. darin, dass ich in zahlreichen Wiederholungen abschweife zu den Ereignissen des Tages, und dass es mir schwer fällt, mich zu konzentrieren. Während ich beharrlich immer wieder zu meiner Übung zurückkehre, reinige ich meine Aura von dem Wust der alltäglichen Kleinigkeiten und erlaube mir so, in Klarheit zu mir selbst zu finden.

Diese Übung offenbart mir Tag für Tag, wie ich in der Welt bin.

Mit diesen Übungen ist eine Basis geschaffen, eine Ausgangsstufe. Von hier aus kann der Weg weiterführen.

Die Ursachen von Blockaden

Im Idealfalle ist die Lebensenergie im Fluss. Alle Chakras werden durchströmt von oben nach unten, wie auch von unten nach oben. Sie sind auch in horizontaler Richtung durchlässig. Der Mensch nimmt die Energie seiner Umwelt in sich auf und verströmt die eigene Energie über die Chakras in die Welt. Er steht mit dem Kosmos wie auch mit seiner greifbaren Umwelt in einem fließenden Austausch. Allerdings ist der Idealfall nicht normal. Ziemlich häufig ist der Energiefluss blockiert.

Blockierungen sind Folgen von Schmerzen, die man empfindet. Vor dem Empfinden von Schmerz liegt die Wahrnehmung von Unbehagen. Beispielsweise fühlt ein Säugling Hunger zunächst als Unbehagen, und nach kurzer Zeit ist das Unbehagen so stark, dass er schreit wie vor Schmerz. Schon früh wird die Erfahrung gemacht, dass sich aus Unbehagen Schmerz entwickeln kann. Aus Angst davor, Schmerz zu empfinden, blockiert man das Fließen der Energie, manchmal schon bevor sich Schmerz manifestiert. Wenn die Energie stockt, wird der Schmerz nicht weitergeleitet. Die Maßnahme, sich unempfindlich zu machen, scheint sinnvoll zu sein. Allerdings wird auch keine andere »Information« weitergeleitet. Wir nehmen dann auch kein Wohlgefühl wahr. Das Blockieren der Energie soll zum Schutz vor dem Empfinden von Schmerz dienen. Schmerz ist gewöhnlich ein Alarm-Signal des Körpers. Wenn die Alarm-Anlagen des eigenen Systems ausgeschaltet werden, wird man für seine Not insensibel. Infolgedessen kann sie nicht behoben werden. Der scheinbare Schutz vor Schmerz wirkt sich als Hindernis aus für die Behebung eines Systemfehlers. Jegliche Informations-Übermittlung wird unterbrochen, so bleibt das Fehlerhafte des Systems bestehen.

Bei Blockaden tritt Stillstand ein. Keine Information wird mehr weitergeleitet. Die Folge von dieser Blockade ist es, dass der Körper in dem Bereich, den das Chakra belebt, energetisch unterversorgt ist. Die energetisch mangelhafte Versorgung bedingt, dass sich weitere Verschattung in der Aura, dem Energiefeld, ausbreitet, dass zunächst ätherische Verschmutzung auftritt, bis schließlich – bei anhaltender Blockierung – der Körper Störungen aufweist. Diese manifestieren sich zunächst auf funktionelle Weise, um sich schließlich, bei fortlaufender Missachtung der energetischen Ursache, als organische Schäden zu äußern. Diese verursachen wiederum Schmerzen. Die Angst vor dem Schmerz bedingt weiteres energetisches Blockieren, und es entwickelt sich ein Teufelskreis.

Angst ist die Ursache von Blockaden. In energetischer Hinsicht ist Angst kein Gefühl, sondern pauschal die Abwesenheit von Gefühl, vielleicht eher das Verbergen von Gefühlen. Der Prozess der Angstüberwindung ist dem vergleichbar, was man an einem kalten Wintertag erleben kann, wenn man aus der Kälte in die Wärme seines Hauses kommt. Die vor Kälte erstorbenen Glieder fangen nach kurzer Zeit der Wärmezufuhr an heftig zu kribbeln, sie werden rot und schmerzen. Dann erst wird deutlich, dass man fast nichts gefühlt hat draußen in der Kälte. Es dauert einige Zeit, bis man so weit aufgetaut ist, dass man die Wärme dann endlich als wohltuend empfinden kann. Ebenso ist es mit dem Prozess der Auflösung von energetischen Blockierungen. Erst wenn man durch seine Angst hindurchgegangen ist und Blockaden aufgelöst hat, spürt man wieder etwas, und zwar meistens zuerst Schmerz. Häufig spürt man mit dem erneut strömenden Energiefluss auch eine Aufregung, die nicht nur ängstlich, sondern auch erregend ist im Sinne intensivierter Lebendigkeit. Es kann sein, dass man sich vor dem Empfinden von dieser Freude intensiver Lebendigkeit fürchtet, weil sie zunächst fremd ist. Auch das Empfinden von ungewohntem Erleben kann Angst wecken. Hier kann man wieder in einen Teufelskreis geraten.

Ein Ausweg eröffnet sich dadurch, sich seiner Angst zu stellen. Sie müssen erkennen, dass Angst da ist. Es ist dann notwendig, die Randbedingungen der Angst zu ermitteln, etwa indem Sie sich sagen: »Ich habe jetzt Angst. Ich habe Angst, weil mir etwas (der Bauch, der Kopf, etc.) wehtut. Der Schmerz ist etwas anderes als Angst. Der Schmerz ist da, ob ich Angst habe oder nicht. Er verschwindet nicht durch die Angst. Die Angst lässt mich den Schmerz vielleicht anders fühlen.« Versuchen Sie, den Schmerz zu fühlen ohne Ihre Angst. Versuchen Sie, unvoreingenommen die Erfahrung Ihres aktuellen Schmerzes zu machen. Nehmen Sie die Botschaft wahr, die Ihr Körper Ihnen per Schmerz mitteilt. Wenn Ihnen der Schmerz in Ihrem Körper dunkel erscheint, versuchen Sie, Licht in den schmerzenden Bereich zu »senden«, indem Sie sich vorstellen, dort sei es hell. Spüren Sie eine Veränderung? Erscheint Ihnen Ihr Schmerz hell und scharf, dann versuchen Sie, Sanftheit in Ihren schmerzenden Bereich zu atmen. Spüren Sie eine Veränderung? Stellen Sie sich der Tatsache Ihres Schmerzes. Wenn die Energie fließt, funktioniert auch die Wahrnehmungsfähigkeit. Wenn man sich der Auflösung von stockender Energie zuwendet, spürt man die Schmerzen, die wegen der Blockierung der fließenden Energie nicht wahrzunehmen waren. Gerade die Intensivierung von Schmerzen auszuhalten, ist nicht leicht – und dennoch erforderlich. Um Mangelhaftes zu beseitigen, muss man es erst in aller Deutlichkeit und in seiner Ausdehnung in sämtliche Richtungen erfahren. Im Allgemeinen versucht man, Schmerzliches zu umgehen, vermeidet zu fühlen, was wirklich ist, um sich nicht mit seiner Unvollkommenheit konfrontieren zu müssen. Aber nur die Konfrontation mit seiner wirklichen Verfassung erlaubt dem Menschen zu erkennen, wie er oder sie ist. Nur wer sich selbst in seiner augenblicklichen Beschaffenheit erkennt, kann sich weiter entwickeln. Erst wenn man seinen aktuellen Standort wahrnimmt, gelingt ein nächster Schritt. Nur so kann man seinen Weg gehen.

Aus diesen Ausführungen wird ersichtlich, dass sich jede körperliche Störung, jede Krankheit widerspiegelt in einer Beeinträchtigung der Chakras. Wann immer sich Blockierungen in den Chakras zeigen, finden sich zudem zugehörige »Themen«. Dies sind Manifestationen der »Verschattungen« auf der Ebene der feinstofflichen Körper. Sie zeigen Wege, denen man folgen kann, um die Blockierungen aufzulösen. Indem man sich mit diesen Themen beschäftigt, öffnet man energetisch das entsprechende Chakra. Dies ist einer der selbstheilenden Prozesse des Körpers, welchen die Seele anbietet.

Das Eindrucksvolle an der Chakra-Arbeit ist, dass man mit der Zeit regelmäßiger Übung sein Empfinden so verfeinert, dass man einer energetischen Störung entgegenwirken kann, bevor sie sich als Krankheit manifestiert. Zeitlich gesehen liegt eine Blockierung auf Aura-Ebene vor der körperlichen Störung. Wenn man die Blockierung früh genug auflöst, wird sich die Krankheit nicht manifestieren.

Auflösung funktioniert auf verschiedene Arten. Eine Möglichkeit ist die, sich die Farben des Regenbogens in der Aura vorzustellen. Stellen Sie sich einen kreisförmigen Regenbogen vor, der vom Himmel bis zur Erde reicht, um seine Farben durch Sie hindurch strömen zu lassen. Das Rot als äußerste der Spektralfarben berührt den Boden und hüllt Ihre Beine ein, das Orange durchströmt Ihre Beckenregion, das Gelb fließt in Höhe Ihres Sonnengeflechtes, das Grün durchflutet Ihre Herz-Region, helles und dunkles Blau durchlichten Hals- und Kopf-Bereich, während das Violett, das beim Regenbogen des Himmels der Erde am Nächsten ist, die Krönung darstellt.

Eine weitere Möglichkeit ist die, sich mit den Themen zu beschäftigen, die sich aufdrängen. Das ist eine der unwillkürlichen Heilungsmaßnahmen, welche die Seele verordnet, ohne dass das intellektuelle Bewusstsein eingreifen müsste. Weitere Möglichkeiten unwillkürlicher Heilungen werden aus Gefühlen, Neigungen und Abneigungen geboren, wie im Folgenden noch anzusprechen ist.

Schutz ist zugleich ein Hindernis. Wenn Sie zu Ihrem Schutz in einem Bereich Ihres Körpers den Energiefluss blockieren, unterbrechen Sie das Aufnehmen und Abgeben der Energie. Sie verhindern die unwillkürliche Selbstheilung Ihres Körpers durch die Kräfte Ihrer Seele. Sie verhindern damit, dass Sie aktiv unterstützende Maßnahmen für Ihr Energiesystem, mithin für Ihre Heilung, nützen können. Sie wehren Heilung ab. Schützen Sie sich nicht. Verdrängen Sie nichts, es quillt irgendwann und irgendwie doch wieder das auf, was Sie vergraben wollen. Wenn Sie spüren, dass Sie sich schützen, dann registrieren Sie für sich: Aha, da schütze ich mich. Finden Sie heraus, wovor Sie sich schützen, was Sie vor sich verbergen wollen. Gehen Sie dann Stück für Stück ein wenig näher an das ›Ungeheuerliche‹ heran, dem Sie geneigt sind auszuweichen. Nehmen Sie sich Zeit. Denken Sie ein wenig darüber nach. Beobachten Sie, welche Gefühle sich in dem Zusammenhang zeigen. Seien Sie behutsam mit sich und nachsichtig, denn es tut ja weh und Sie haben Angst. Aber nehmen Sie das Problem in Angriff.

Die Blockierung des Wurzel-Chakras

Gravierend wirkt sich eine Blockierung des Wurzel-Chakras aus, denn sie hat prinzipiell zu tun mit dem persönlichen Fundament. Das Wurzel-Chakra vermittelt den Bodenkontakt. Etwa ein Drittel des Tages schläft man normalerweise, liegt also mit dem ganzen Körper flach, der Erde nahe. Im Falle einer Krankheit ist man häufig genötigt zu liegen, um sich zu regenerieren. Wenn man sich in einer Phase inneren Wachstums befindet, verspürt man ein größeres Schlafbedürfnis.

Der regelmäßige Kontakt zum Boden ist lebenswichtig. Mutter Erde nährt weit reichender als direkt ersichtlich.

Im Falle einer Unterversorgung des Wurzel-Chakras fühlt man den Boden unter seinen Füßen nicht. Neben dem Empfinden einer Art von Schwerelosigkeit stellt sich ein Gefühl von Unwirklichkeit ein. Man weiß nicht, woran man mit sich ist, mit seinen Lebensverhältnissen, mit all seinen Bezügen zur Welt. In einem solchen Fall zu meditieren, kann gefährlich sein, weil man dem Sog nach oben folgt und ins Reich der Träume abhebt. Das kann so weit gehen, dass man von dort erst zurückkehrt durch die Wirkung der Schwerkraft, die einen herabstürzen lässt. Auf der körperlichen Ebene kann das so aussehen, dass man stolpert und hinfällt, auf die Erde fällt und so den Bodenkontakt zwangsläufig spürt. Das Sich-Aufrappeln kostet ungewohnte Mühe, und vielleicht reicht dieser kleine Schock, um einen zurückzubringen in das konkrete Leben, dem man geneigt war zu entfliehen. Natürlich gilt auch die Umkehrung: Wenn man hinfällt, sollte man sich überlegen, wie es um die Lebensgrundlagen bestellt ist. Da scheint die Grundversorgung nicht gewährleistet zu sein.

Auf feineren Ebenen als auf der körperlichen gilt es ebenso, die Grundversorgung zu erfüllen. Auf der körperlichen Ebene sind die elementaren Bedürfnisse jene nach Nahrung und Schlaf. Auf der vitalen Ebene sind die Bedürfnisse nach Ruhe und Aktivität angesiedelt. Was in materieller Hinsicht die Geborgenheit nährt, die Wohnung oder die Zugehörigkeit zur Arbeitsstelle, das tägliche Joggen oder das Essen im Familienkreis, kann ein Aspekt von grundlegender Versorgung sein. Viele identifizieren sich mit ihrer Arbeit. Der ritualisierte Tagesablauf rund um die berufliche Tätigkeit kann die persönliche Grundlage darstellen. Dieses absolut Grundlegende wird oft erst durch eine Phase der Arbeitslosigkeit offen gelegt. Die Zugehörigkeit zu einem Ehe- oder Liebes-Partner kann fundamental sein. Viele Menschen fühlen sich entwurzelt, wenn ihre Liebesbeziehung zerbricht. Die Liebe vermittelt Bodenkontakt, die Bindungen an Familie und Freunde als Aspekte des Liebens erden auf feinstofflicher Ebene. Das hat – auf Grund der Verwobenheit und gegenseitigen Durchdringung der verschieden dichten Körper – Auswirkungen bis in den körperlichen Bereich. So stellt sich der Zusammenhang her zwischen Liebeskummer und einem Kreislaufzusammenbruch. Wenn man seiner höchst persönlichen Aufgabe nicht entspricht und so seinen karmischen Verpflichtungen ausweicht, zeigt sich feinstofflich ein Mangel in der Grundversorgung. Zu sich selbst zu stehen in der Tiefe seines Seins, erfüllt die Grundbedürfnisse der Seele. So weit reicht die energetische Versorgung durch das Wurzel-Chakra, so viel bedingt der Bodenkontakt. Es entspricht der Bedeutung der Bitte: »Unser täglich‘ Brot gib uns heute ...«

Man kann einem mangelhaften Bodenkontakt entgegenwirken, indem man sich den Tätigkeiten widmet, die das Leben einfordert – Essen machen, die Wohnung putzen, Botengänge erledigen und was das zivilisierte Leben sonst verlangt, um den Alltag zu bewältigen. So befassen Sie sich mit Ihrem »täglichen Brot«. Der Satz, der vorrangig zum Wurzel-Chakra gehört, heißt: Ich stehe.

Übung

Stellen Sie sich auf Ihre Füße. Lassen Sie die Augen geöffnet und vermeiden Sie es, Ihren Blick schweifen zu lassen. Wandern Sie mit Ihrem Bewusstsein innerlich durch Ihren Körper hinunter zu Ihren Füßen. Dort angelangt, fühlen Sie, wie Sie stehen. Wo tragen Sie das Gewicht Ihres Körpers? Wo sind Sie nicht in Berührung mit der Erde? Fühlen Sie sorgfältig die Temperatur Ihrer Füße, die ganzen Sohlen entlang, durch das Innere der Füße bis hin zu den Umrissen, die nicht mit dem Boden in Kontakt stehen. Spüren Sie die Fußgelenke und konzentrieren Sie sich auf die Kraft in ihnen. Folgen Sie Ihren Beinen aufwärts, die Schienbeine hinauf bis zu den Knien. Sie merken, dass Knochen, Schienbein und Wadenbein Ihr Gerüst darstellen, und Sie spüren die Kraft Ihrer Beinmuskeln. Sie gelangen mit Ihrer Aufmerksamkeit zu den Knien. Spüren Sie die Kraft in den Kniegelenken und die Beweglichkeit. Gehen Sie weiter nach oben mit Ihren Gedanken, die kräftigen Oberschenkelknochen entlang, die umhüllt sind von starken Muskeln. Fühlen Sie Ihre Leisten, die Übergangsstelle von den Beinen zu Ihrem Rumpf. Jetzt fühlen Sie insgesamt, wie Sie mit beiden Beinen »im Leben stehen«. Lassen Sie sich Zeit dafür.

Spüren Sie Ihre Gesäßmuskeln und die Kraft, die in Ihrem aufgerichteten Rücken steckt. Folgen Sie dem Fluss dieser Kraft über die Schultern bis in die Arme und in die Hände. Lassen Sie sich ein auf das Gefühl, dass Ihr Kopf aufrecht getragen wird auf der Grundlage Ihres festen Standes, von den Füßen aufwärts, über den Rücken hinauf bis hin zu Ihrem Scheitelpunkt. Verweilen Sie in Gedanken ein wenig bei der sanften Biegung der Halswirbelsäule, und machen Sie sich bewusst: »Die Schwerkraft der Erde richtet mich auf.«

Nach dieser Übung sollten Sie sich kräftiger und wacher fühlen, mit einem Gefühl von: »Hier bin ich und ich stehe voll im Leben.« Dabei können sich Gefühle zeigen, die Ihrer grundsätzlichen Einstellung zum Leben entsprechen, gemäß Ihrer frühen Kindheitserfahrungen. Das kann durchaus auch Angst sein.

Es ist meine tiefe Überzeugung, dass das Leben der Freude dient. Es ist einfach eine Lust, lebendig zu sein. So kann ein Gefühl von Ängstlichkeit nur ein Hinweis sein, um hindurchzugehen, um frei zu werden, bis man zu dieser Lebenslust gelangt, die ein vertrauensvoller Bodenkontakt vermittelt.

Das Wurzel-Chakra bringt einen auch in Kontakt mit den Wurzeln auf anderen Ebenen. Themen, die die eigene Herkunft betreffen, können wach werden. Dies sind zum einen Familienthemen, doch kann es bis zu den Themen der Nation reichen. Mag sein, dass Sie im Geiste Mitglieder Ihrer Familie vor sich sehen, die Ihnen derzeit eher fern sind. Rufen Sie sie doch einmal an. Oder – falls es sich um bereits Verstorbene handelt – blättern Sie ein wenig in alten Fotoalben. Vielleicht kommt Ihnen die Mundart, die Sie als Kind gehört haben, wieder in den Sinn. Scheuen Sie sich nicht, Kinderlieder, an die Sie denken müssen, zu singen. Wahrscheinlich fällt Ihnen

Ihre Arbeit ein, z.B. etwas, das Sie liegen gelassen haben, oder Ihnen kommt eine neue Idee in den Sinn. Sollten Sie Lust bekommen zu kochen, dann folgen Sie dieser Eingebung. Es mag auch sein, dass Gefühle von Heimat oder Heimatlosigkeit aktuell werden, wenn Sie sich Ihrer Erdverbundenheit zuwenden. Lassen Sie auch die zu.

Sie müssen sich darüber klar werden, dass Ihre Gefühle Raum verlangen. Zum einen ist es erforderlich, die Gefühle sich ausdehnen zu lassen in der Zeit, sie geschehen zu lassen und nicht sogleich einzudämmen, abzuwürgen, wegzupacken oder zu übergehen. Nur so können Sie sie wirklich begreifen und genießen, wenn es sich um bereichernde, freudvolle Empfindungen handelt. Zum anderen verlangen Gefühle danach, gestaltet oder gewandelt zu werden, wenn es um bedrückende Erfahrungen geht. Unangenehme Gefühle fordern dazu auf, sich zu bewegen, sich selbst innerlich auf den Weg zu machen, um sie zu verändern. Damit verändern Sie sich selbst, indem Sie annehmen, was das Leben Ihnen in diesem Augenblick bietet. So erlernen Sie, die dargebotene Situation zu handhaben und vielleicht irgendwann zu meistern.

Natürlich ist das Fundamentale des Mensch-Seins der Körper und seine Beschaffenheit. Sie werden die Qualität Ihres körperlichen Seins deutlich spüren, Schmerz wird lauter werden, Starre wie auch Beweglichkeit werden fühlbarer, körperliche Bedürfnisse werden greifbar nah sein. Registrieren Sie, was Sie alles wahrnehmen, wenn Ihr Wurzel-Chakra durchlässig ist und Sie Ihre Erd-Energie fühlbar strömen lassen.

Die Blockierung des Sakral-Chakras

Das nach hinten geöffnete Sakral- oder Vitalitäts-Chakra bringt Verbindung mit dem eigenen Vater-Bild. Das weist zum einen hin auf die reale Beziehung zum eigenem Vater; repräsentiert im übertragenen Sinn aber das Verhältnis zu Autorität. Auf einer höheren Ebene zeigen sich hier Konflikte mit der bestehenden Ordnung.

Der Vater, als die früheste Repräsentation von Autorität, zeigt seinem Kind die Welt in dem Licht, das ihm, dem Kind, die bestehende Ordnung offenbart. Das ist völlig unabhängig von richtigen oder falschen Vorstellungen. Um Ihnen ein Beispiel zu nennen: Ich lernte im Urlaub einen 5-jährigen spindeldürren Jungen kennen, dessen Vater über eine erstaunliche Leibesfülle verfügte. Der Junge rief einmal mitten im Spiel, während er sich auf sein mageres Bäuchlein patschte: »Wenn ich groß bin, werd' ich so dick wie mein Papa.« Für diesen Jungen war also Dick-Sein Symbol von väterlicher oder männlicher Würde. Es war für ihn ein erstrebenswertes Ziel, dick zu werden. Der Vater war von seinem Übergewicht keineswegs begeistert. Durch sein So-Sein vermittelte der Vater dem Sohn eine Vorstellung, die er selbst nicht teilte und dem Kind bewusst auch nicht vermittelt hätte. War ihm doch sein Übergewicht eine schwere Last, die er für sich nicht gut fand und die er seinem Kind gewiss nicht wünschte. Dennoch entwickelte der Kleine für sich ein Bild davon, dass es der bestehenden Ordnung entspricht, dass ein Mann dick ist.

Blockierungen im Bereich des Vitalitäts-Chakras im Rücken kann man also lösen, indem man sich mit der bestehenden Ordnung auseinander setzt und sich mit seiner eigenen Selbstständigkeit versöhnt. Viele Menschen leiden übrigens an Schmerzen im Bereich der Lendenwirbelsäule. Viele Menschen haben Konflikte mit der bestehenden Ordnung. Das lässt sich aus dem genannten Beispiel auch leicht ersehen. Gewiss hat der Kleine auf der sprachlichen Ebene von seinem Vater erfahren, dass dessen Dick-Sein ihm nicht erstrebenswert erscheint, sondern mühsam, schmerzlich, unbequem und lästig ist. Auf einer nicht-verbalen Ebene, einer Ebene der Anschauung oder der sinnlichen Erfahrung, findet der Junge seinen Vater – dick wie er ist – in Ordnung. So gibt es zwei Informationen zur Leibesfülle, die sich nicht vereinbaren lassen. Dies bietet eine Voraussetzung für einen Konflikt, wie er sich in einem Menschen abspielen kann.

Blockierungen im Unterbauch, im vorderen Vitalitäts-Zentrum, korrespondieren mit einer Blockierung der vitalen Versorgung. Die Aufnahme von nährender Energie ist gewöhnlich nicht mehr gewährleistet, wenn man sich hier verschließt. Zugleich verzichtet man auch auf das aktive Versorgen, das Nähren seiner Umgebung. Damit wird implizit die Möglichkeit verkündet, sich spontan zu regenerieren.

Im Sakral-Chakra blockiert zu sein, bedeutet eine Hemmung der sexuellen Energie – auf der Empfindungs-Ebene ebenso wie auf der Handlungs-Ebene. Dies kann so weit gehen, dass man seine Fruchtbarkeit einschränkt.

Menschen, die ihre Sexualität aus einem Gefühl von Fülle heraus leben, sind im Allgemeinen selbstbewusst genug, sich gegenüber angemaßten Autoritäten zu behaupten. So findet sich im Vitalitäts-Zentrum die Wurzel der individuellen Selbstbehauptung und damit die Grundlage zur Selbstverwirklichung.

Auf der körperlichen Ebene dominiert das Vitalitäts-Chakra die Verdauung, den Prozess des Trennens von nährenden Stoffen und Abfall-Stoffen. Hier entscheidet man, was man in sich aufnehmen und was man ausscheiden will. Dem entspricht auf geistiger Ebene ein erster Urteilsprozess, der mit Ja und Nein – ohne weitere Differenzierung – entschieden wird. Der Satz, der zum Vitalitäts-Chakra passt, heißt: Ich wachse.

Übung

Öffnen Sie Ihre Energie-Zentren in der gewohnten Weise, mit Aufmerksamkeit und Sorgfalt. Gehen Sie dann im Geiste zu einem Ort, an dem Sie sich geborgen fühlen. Lassen Sie sich nieder und spüren Sie, dass es Ihnen an diesem Ort gut geht. Machen Sie es Ihrem Körper bequem, in Ihrer Vorstellung und auch »real«. Finden Sie zu Ruhe und Entspanntheit. Dann lassen Sie Ihre Eltern vor sich erscheinen, zuerst Ihre Mutter, dann Ihren Vater. Beide stehen vor Ihnen und tragen in ihren Händen, was sie Ihnen fürs Leben mitgeben wollten. Sie betrachten die Gaben genau: Erst die Ihrer Mutter, dann die Ihres Vaters. Wenn Sie bereit sind, lassen Sie zu, dass Ihre Mutter Ihnen ihre Gabe überreicht. Danach nehmen Sie die Gabe Ihres Vaters entgegen. Lassen Sie Vater und Mutter wieder gehen und bleiben Sie allein mit Ihren Gaben, den mütterlichen und den väterlichen. Schauen Sie sie an und nehmen Sie die Geschenke für sich in Besitz. Spielen Sie damit, wenn Ihnen danach ist. Sie stehen jetzt ganz zu Ihrer Verfügung. Probieren Sie aus, wie Sie die Gaben verwenden können – für sich. Denken Sie, wie Vater und

Mutter ihre Gaben gemeint haben, und bleiben Sie dabei, Ihre höchst persönliche Verwendungsform für die Geschenke zu finden. Nehmen Sie die Gaben als Ihr Eigentum an und heben Sie es auf.

Betrachten Sie Ihre Meditation im Hinblick auf die Themen des Vitalitäts-Chakras: Was verraten die Geschenke über Ihr Verhältnis zur bestehenden Ordnung? Welches Licht wirft die Symbolik Ihrer Meditation auf Ihr persönliches Wachstum? Was verrät sie über Ihre Geborgenheit? Wie stellt sich Ihr Verhältnis zur Nahrung in der Meditation dar? Gibt es Hinweise, was sie nährt – im konkreten wie im übertragenen Sinne – oder auch wie Sie sich versorgt fühlen?

Meine Mutter beispielsweise gab mir einen Topf voll gekochter Kartoffeln mit den Worten: »Vorsicht, heiß.« Sie gab mir konkret Nahrung, viel zu viel für mich allein. Das Weitergeben an andere legte sie mir mit ihrem Geschenk nahe und sie wies mich auf das »Heiße« hin. Sexualität ist ein ›heißes‹ Thema. Mit dem heißen Topf übergab sie mir – wie unbeabsichtigt – ein rot-weiß-kariertes Geschirrtuch (So sahen die Geschirrtücher in meiner Kinderzeit aus.), das sie um den Topf geschlungen hatte zum Schutz gegen die Hitze. Ein Kochtopf ist ein typisches Geschenk für Frauen: Damit setzte ich mich zeitlebens intensiv auseinander, wie ich mit den Stereotypen weiblicher Rollenzuordnung umgehe. Das Geschirrtuch galt mir mehr, als meine Mutter sich vorstellen mochte. Ich legte es als »Tischtuch« auf den Boden, bevor ich für mich und meine Freundinnen das Essen austeilte, die ich eingeladen hatte. Ich schuf damit eine Ebene der Gemeinsamkeit, die mir für länger erhalten blieb als die Kartoffeln.

Mein Vater schenkte mir eine Feder, mit der er nichts anzufangen wusste. Als ich mich näher mit ihr befasste, erkannte ich, dass es eine Adlerfeder war. Sie verlieh mir die Fähigkeit, einsam zu sein und in großer Höhe über den Dingen zu schweben, um mir so einen Überblick zu verschaffen. Ich wuchs in die Sphäre der Luft hinein. Das Geschenk machte deutlich, dass das, was ihm unwichtig war, mir erhebliche Erweiterung bescherte. Was ihm entbehrlich und unwichtig erschien, wurde mir die Grundlage für die Eroberung einer ungekannten Sphäre. Es gibt kaum ein stärkeres Symbol von Eigenständigkeit als einen Adler, der dem Himmel näher zu sein scheint als der Erde. Selbstständigkeit ist der Gegenpol zur Unterwerfung unter eine Autorität. Das also vermittelte er mir als die bestehende Ordnung, dass ich meiner eigenen Autorität Folge leisten soll, indem ich mir Überblick verschaffe über die Welt. Das Geschenk, das erst ziemlich wertlos erschien, entpuppte sich als ein Symbol großer Stärke.

Meine Meditationsbilder von meinen Eltern legen die Ansicht nahe, dass die Frau mit Nahrung versorgt, während der Mann sich nur um sein eigenes Wachstum kümmert. Von der Mutter erfuhr ich Konkretes, Bodenständiges. Sie verband mich mit ihrer Gabe mit anderen Menschen, mit denen ich ihren großen Topf voller Kartoffeln teilen wollte. Gemeinsam zu essen, ist ein Inbegriff von Geborgenheit. Es sättigt körperlich und gefühlsmäßig. In der christlichen Religion ist das Abendmahl ein Sakrament.

Vom Vater wurde ich mit der Sphäre der Luft bekannt gemacht. Es erforderte mein Bemühen, mein aktives Michselbst-Versorgen, die Bedeutung der Feder zu erfassen. Ich wuchs. Ich konnte nicht einfach nehmen, ich musste mich um das Erwerben des Geschenkes für mich bemühen. Es erzwang meine Selbstständigkeit. Dadurch, dass ich mich mit dem Geschenk befasste, gewann ich einen Überblick. Sehr berührt hat mich, dass ich den Hinweis auf Gemeinsamkeit wie auch die Forderung nach Einsamkeit von meinen Eltern bekam. Beides, Gemeinsamkeit wie Einsamkeit, kann die Seele nähren. Beides sind Bedingungen für persönliches Wachstum. Beides sind Aspekte meiner emotionalen Versorgung. Beides sind Erfahrungen, die ich in Verbindung bringe mit Geborgenheit und mit innerem Wachstum.

Erinnern Sie sich daran: Was Sie aus den Geschenken Ihrer Eltern in Ihrer Meditation machen, ist ganz allein Ihre Sache. Dieser Gedanke wird Sie, wie auch Ihre Eltern, entlasten. Fühlen sie sich nicht verpflichtet durch den Sinn, der den Geschenken von Ihren Eltern beigelegt wurde. Es geht in den Erfahrungen, die sie mittels Meditation machen, um Ihr persönliches Wachstum. Sie sind niemandem Rechenschaft schuldig für die Geschehnisse in Ihrer geistigen Entwicklung. Im Laufe der Zeit werden Ihre Erkenntnisse unwillkürlich im konkreten Leben Spuren nach sich ziehen.

In meiner Erfahrung zeigte sich stets eine Erweiterung und keine Einengung der bisherigen Persönlichkeit. Die Seele spricht zu Ihnen durch Ihre Meditationsbilder. Sofern Sie ihre Sprache verstehen, werden Sie über Ihre Persönlichkeit hinauswachsen.

Häufig ist das, was die Eltern einem als »Fehler« zufügten, ein großer persönlicher Schatz. Es führt zu einem inneren Wert. So kann etwa die Vernachlässigung der Kinder bewirken, dass sie kreativ im Umgang mit Sachverhalten werden, denen sie nicht gleich gewachsen sind. Sie kann Mut und Tatkraft eher fördern als eine fürsorgliche Erziehung. Liebevolle Fürsorge bedingt nicht zwangsläufig für die Kinder sichere Geborgenheit im späteren Leben. Im Gegenteil – sie zieht häufig Unselbstständigkeit nach sich. Sie vermittelt eher die Unfähigkeit, für sich selbst zu sorgen, als ein sicheres Lebensgefühl.

Die Erziehungs-»Fehler« der Eltern sollte man als Aufforderungen auffassen, sich mit dem Fehlenden auseinander zu setzen, etwa indem man sich im Erwachsenenalter das Fehlende selbst aneignet. Man kann sich auch überlegen, was die Kehrseite des Fehlenden ist, wo die Eltern Freiraum ließen für die eigene Entwicklung, indem sie nichts vor-gaben. Wachstum ist kein Vorrecht von Kindern und Jugendlichen. Die Menschen dürfen sich entwickeln bis zu ihrem Tod. Ich empfinde es als höchst befriedigend, meine Entwicklung thematisch selbst zu bestimmen und im Tempo gemäß meinen Wünschen vorzugehen.

Die Menschen neigen dazu, sich zu bedauern für Versäumtes, statt den Blick darauf zu richten, was es ihnen beschert hat. Sie halten oft an ihrem Groll fest. Sie könnten ihn ebenso gut loslassen, denn Groll verdunkelt das Blickfeld. Er bereichert in keiner Weise. Mangel und Überfluss sind Themen des Vitalitäts-Chakras.

»Der Mangel zeigt das Zuviel,
das Zuviel zeigt den Mangel.
Leitest du eines dem anderen zu,
so wird alles gut.«[5]

Die Blockierung des Solarplexus-Chakras

Eine Blockierung des Solarplexus im Rücken übersetze ich einfach mit dem Begriff »Mangel an Rückhalt«. Rückhalt wird auf unterschiedliche Weisen empfunden. Rückhalt kann sein, dass – bildlich gesehen – jemand hinter Ihnen steht und Ihnen so den Rücken stärkt. Rückhalt kann auch bedeuten, dass Sie eine stützende Hand dort im Rücken spüren, wo sich das Sonnengeflecht in entsprechender Höhe befindet. Es kann auch das Gefühl sein, dass jemand sich Ihnen verbunden fühlt und zu Ihnen hält. Oder es kann das Wissen sein, am richtigen Platz in der Welt zu stehen, sowohl auf der Beziehungsebene als auch in der Arbeitswelt. Noch abstrakter kann es die Gewissheit von Geborgenheit in der Welt sein.

Wenn Sie aktuell Rückenschmerzen in diesem Bereich fühlen, dann überlegen Sie sich am besten schon morgens beim Aufstehen, auf welche Weise Sie für Ihren Rückhalt sorgen können. Überlegen Sie, wessen stützende Hand Sie gern spüren würden, und stellen Sie sich vor, sie läge tatsächlich da, wärmend und haltend. Sprechen Sie innerlich mit der Person, deren Kraft Sie gern für sich in Anspruch nehmen würden.

Wenn ich Ja zu mir selbst sage, so wie ich bin, dann habe ich wahrscheinlich keine Probleme mit einem Mangel an Rückhalt. Daraus resultiert die Aufgabe, die ein Rückenschmerz oberhalb der Taille stellt – sich selbst anzunehmen. Es kann nicht das Ziel sein, für einen beständigen Rückhalt in der Außenwelt zu sorgen. Wie sehr würden Sie sich da in Ihrer Bewegungsfreiheit einschränken. Bildlich gesehen wäre das so, als liefe fortgesetzt jemand neben Ihnen und hielte stützend die Hand in Ihren

Rücken. Schon bald würden Sie die Behinderung einer solchen ständigen Begleitung erfahren. Es ist ein Ziel für jedes Individuum, Rückhalt in sich selbst zu etablieren. Das gewährleistet ungehinderte Beweglichkeit in der Welt, es ermöglicht Standfestigkeit und Aufrichtung – und der innere Rückhalt erlaubt es, die Rückenschwäche zu überwinden.

Wenn das Sonnengeflecht nach vorne verdunkelt ist, wagt man es nicht, unbefangen in die Welt zu treten. Man »stellt sein Licht unter den Scheffel«. Das Motiv dafür, sich selbst und sein Leuchten zu verbergen, kann ein Minderwertigkeitsgefühl sein. Man ahnt die Verbindung zum Rückhalt in der Kindheit. In dem Gefühl des Angenommen-Seins, das der Rückhalt von anderen – zunächst den Eltern – mit sich bringt, fällt es leichter, sich in der Welt darzustellen, als in dem Gefühl, sich gegen den Rest der Welt allein behaupten zu müssen.

Auch die gegenteilige Erfahrung kann zu demselben Ergebnis geführt haben. Wenn ein Kind elterliche Unterstützung immer entbehrt und Rückhalt von außen nie kennen gelernt hat, hat die von früher Kindheit an gewohnte und geübte Eigenständigkeit möglicherweise eine Kraft vermittelt, die es dem Menschen immer schon selbstverständlich erscheinen ließ, sich in der Welt selbstbewusst zu behaupten.

Das Sonnengeflecht ist der Ort der Wertung, der Einteilung in erwünschte und unerwünschte Eigenschaften. Wieder ist zu bemerken, dass in der Kindheit die Weichen gestellt werden für das erwachsene Leben. Die Eltern vermitteln als Erste und nachhaltig, was sie von einem wünschen und was nicht. Im Erwachsenenleben halten Sie die von Ihren Eltern verinnerlichten Ansichten irrtümlich für Ihre Werte, Ihre Vorlieben, Ihre Abneigungen und Ihre Richtlinien. Wenn ich von mir denke, ich sei faul, dann denke ich gleichzeitig – innerlich, also leider nicht hörbar – dass ich fleißig sein sollte. Einem solchen Satz ist leicht nachzugehen: Wie bin ich denn fleißig? Wie stellt sich Fleißig-Sein für mich dar? Dies ist eine individuell zu lösende Frage, die immer auf das Elternhaus verweist. Was meinten Mutter oder Vater, wenn sie zu Ihnen sagten: »Kind, sei nicht so faul.« Sollten Sie Ihr Zimmer aufräumen, sich an den Arbeiten im Haushalt beteiligen oder etwas für die Schule lernen? Sollten Sie Ihr Spielen beenden oder das Träumen unterlassen? Wurden gemeinsame Tätigkeiten für erwünschte Arbeit gehalten oder galt es als fleißig, Klavier zu üben? Hieß Faul-Sein, etwas für sich selbst zu tun? Bedeutete Fleißig-Sein nur, dass Sie für andere etwas taten?

Wenn auf der Ebene des Vitalitäts-Chakras das Urteil Ja oder Nein gefällt wird, so ist man auf der Ebene des Sonnengeflechtes zu Urteilen qualitativer Art im Stande. Hier ist die Ebene des So-Seins. Hier erlebe ich mich mit meinen Qualitäten, und hier empfinde ich die Ansprüche, die ich an mich stelle, die ich für von meiner sozialen Umwelt erwünschte Qualitäten halte. Hier begegnet also mein Ich der Welt. Hier entscheide ich, wie viel von mir sich in der Welt ereignen darf und wie viel andere (längst namenlos Gewordene) über mein In-der-Welt-Sein bestimmen.

Ich gehe davon aus, dass es die tiefste Bestimmung eines jeden Menschen ist, sich selbst möglichst vollständig zu verwirklichen. Sich verwirklichen zu können, setzt voraus, dass Sie sich bewusst werden, was Sie für wertvoll halten, denn es gibt keine Werte an und für sich. Sie müssen sich für sie entscheiden. Sie treffen die Entscheidung für etwas gemäß Ihrer inneren Sinnhaftigkeit. Die ist immer subjektiv. Sie belegen

Gefühle, Gedanken, Verhalten und Dinge mit Wert, dann erst »haben« sie ihren Wert. Diesen Vorgang gilt es, sich bewusst zu machen.

Ergebnis dieses Prozesses ist, dass Sie ein Empfinden gewinnen von Ihrer Individualität, Ihrem höchsten persönlichen Wert – und dem Wert eines jeden Ihrer Mitmenschen. Denn bei klarem Nachdenken wird unweigerlich deutlich, dass jede Wertung ihre Berechtigung hat. Selbstverständlich hat auch jede unterschiedliche Wertung ihr Recht. Die voll entwickelte Individualität ermöglicht und bedingt die Anerkennung der anderen in ihrer Eigenheit.

Aus meiner klaren Wertung entspringt erst die Fähigkeit, zu unterschieden zwischen Gut und Böse, Wahr und Falsch, Recht und Unrecht. Sie wissen, dass sich die Welt nicht einteilen lässt in Schwarz und Weiß. Neben den Grautönen gibt es noch Tausende von Farbabstufungen, zu denen Sie jeweils Stellung beziehen können. Diese Vielfalt ist allen Menschen gegeben – und damit die Möglichkeit der Wahl. Sie können in die Vielfalt eintauchen, mit Genuss und Wissbegierde. Sie mit plus und minus abzuqualifizieren, wäre eine bedauerliche Einschränkung. Das Werte-System erlaubt jedoch, gezielt auszuwählen, was Ihnen jeweils gerade entspricht. Zum Sonnengeflecht gehört der Satz: Ich lebe.

Übung

Nach der gewohnten Eingangsübung, die Sie mit der Ihnen gebührenden Sorgfalt durchführen, visualisieren Sie sich in einem riesigen Garten.
Sie stehen inmitten blühender Felder. Es gibt kleine, mittlere und große Blumen in allen erdenklichen Farben. Es gibt blühende Sträucher, die Bäume senken blühende Zweige herab und lassen sie zum Himmel hin aufstreben. Sie stehen inmitten einer blühenden, farbigen Fülle.
Sie gehen langsam durch den Garten, betrachtend, fühlend und riechend. Der Wind lässt Blumen und Blätter leise wispern: Lauschen Sie. Sie gehen und nehmen alle Eindrücke in sich auf, Sie lassen sich füllen von der blühenden Vielfalt. Sie saugen sie in sich auf.
Wenn Sie genug gesehen und in sich aufgenommen haben, bleiben Sie stehen. Jetzt wählen Sie aus all der Vielfalt die Blüten aus, die Sie für sich zu einem Strauß zusammenstellen wollen. Lassen Sie sich leiten von den Eindrücken, die Sie bei Ihrem Gang durch den Garten schon gesammelt haben. Folgen Sie Ihren Impulsen aus dem Bauch heraus. Sammeln Sie Blume für Blume, Zweig für Zweig, und legen Sie Ihre Ernte in einen Korb.
Spüren Sie, wenn Sie genug gesammelt haben. Nehmen Sie dann Ihren Korb und ziehen Sie sich an einen Ort zurück, wo Sie in aller Ruhe Ihren Blumenstrauß richten können. Sie nehmen noch einmal jede Blume oder jeden Zweig in die Hand und stellen sie in Ihr Gefäß.
Wenn Ihr Korb leer und Ihre Vase gefüllt sind, betrachten

Sie das Werk Ihrer Auswahl. Betrachten Sie es in Ruhe und Ausführlichkeit und von allen möglichen Seiten. Nehmen Sie die Schönheit Ihres persönlichen Blumengebindes ganz in sich auf.

Kehren Sie zurück in Ihre alltägliche Welt. Vergessen Sie nicht, Ihren Blumenstrauß in den blühendsten Farben, die Ihnen zur Verfügung stehen, zu schildern. Er ist ein Teil Ihrer inneren Realität. Er repräsentiert Ihr eigenes Blühen, Ihre persönliche Fülle, Ihre innere Harmonie.

Die Blockierung des Herz-Chakras

Wenn das Herz-Chakra verschlossen ist, erscheint der betroffenen Person die Welt lieblos und feindselig. Dabei ist sie selbst nicht in der Lage zu lieben. Hier wird augenfällig, wie alles Polare im Grunde verbunden ist. Wer nicht liebt, wird auch nicht geliebt. In dieser Situation eine Veränderung herbeizuführen, bereitet unweigerlich Schmerzen. Ein verschlossenes Herz jedoch ist eine akute Gefahr nicht nur für die Gesundheit, sondern sogar für das Leben. Im Herzen ist man besonders empfindlich. So schnell, wie hier etwas schmerzt, so schnell ist man bereit, sich der Außenwelt gegenüber zu verschließen, vermutlich um auf diese Weise den Schmerz zu vermeiden. Es ist allerdings unvermeidlich, Schmerz zu fühlen. Den Schmerz nicht fühlen zu wollen, kostet den Preis, gar nichts mehr zu fühlen, auch keine Freude. Nichts zu fühlen, ist gleichbedeutend damit, nicht zu leben. Wenn man einen Menschen in einer Depression betrachtet, wird ersichtlich, wie es ist, nicht zu leben. Es ist der Verzicht auf qualitative Wahrnehmung. Es ist die Weigerung, das Leben an sich heran zu lassen.

Es gibt noch eine andere Methode der Schmerzvermeidung – die fortgesetzte Reizüberflutung. Dabei nimmt man einen Eindruck nach dem anderen in einer solchen Geschwindigkeit auf, dass man nicht mehr in der Lage ist, mit seiner Wahrnehmung zu unterscheiden. Diese Methode entspricht ganz und gar der heutigen Zeit. Man lässt die wechselnden Eindrücke an sich vorüberfließen wie einen Film im Zeitraffer-Tempo. Man nimmt gar nichts mehr auf, also auch keinen Schmerz. Außerdem wirkt es nach außen, als sei man mitten im Leben voll engagiert. Bei diesem Verfahren des Selbstbetrugs ist die wichtigste Aufgabe, nicht zu Atem zu kommen, ja keinen Augenblick der Ruhe entstehen zu lassen, in dem ein Gedanke kommen könnte, der offenbarte, wie es wirklich um einen steht. Dieses hochgezogene Tempo birgt dasselbe Thema wie der Rückzug in die Passivität. Es ist die Weigerung zu leben.

Ein Mann kam zu mir, dessen Lebensbewältigung keinerlei Probleme zu beinhalten schien. Es war nicht so, dass er keine Frau fand, denn er hatte immer wieder eine Beziehung über einige Monate, auch über ein bis zwei Jahre, und doch spürte ich, dass ihm die Erfahrung von Vertrautheit in einer Liebesbeziehung einfach fehlte. Nie hatte eine Liebe so lange gewährt, dass er sich in ihrer Geborgenheit hätte ausruhen können. Die Diagnose auf der Chakra-Ebene lautete so, dass sein Herz an nichts hing. Wollte ich sein Herz spüren, so ging es weg. Es hielt nicht einmal einem flüchtigen Kontakt stand. Es war ihm ein Leichtes, eine Frau für sich zu interessieren, die ersten Rituale des Kennenlernens, des Eroberns von Unbekanntem – wie es jeder Anfang beschert – wiederholt durchzuspielen. Aber es gab keine Tiefe. Zu den Inhalten der Liebe drang er nicht vor. Wenn sich die äußeren Verzierungen seiner Liebesspiele erschöpft hatten, schaute er sich schon um nach einer erneuten Inszenierung dessen, wozu er grade an »Liebeskontakt« fähig war. Dabei wuchs im Untergrund die Leere. Es sah so beneidenswert aus. Seine Fülle an Erfolgen. So viel hatte er erlebt – aber nie war er mit seinem Herzen beteiligt.

Ein solches Leben gilt einem Menschen nur wenig. Immer leichter kann er infolgedessen die Vergnügungen und Risiken des Lebens handhaben. Ein rechtes Abenteuerleben kann sich so entwickeln. Doch die innere Leere wächst zugleich mit der Sucht, endlich das »Wahre« zu finden.

Wie beim Rückzug von der Außenwelt ist das Vorpreschen in die äußere Welt in seiner Wirkung auf Dauer deprimierend. Die Überfülle der Genüsse macht den einzelnen Genuss schal. Wenn wir uns nicht die Zeit nehmen zu verdauen, was wir geschluckt haben, nährt es nicht. Wenn wir uns nicht die Zeit nehmen, dem nachzusinnen und nachzuspüren, was das just Erlebte in uns ausgelöst hat, haben wir es nicht erlebt, sondern es ist an uns vorbei gegangen. Es ist wertlos, wie unverdaute Nahrung. Das scheinbare Gegenteil einer Depression birgt in sich genauso unausweichlich Lebensunlust wie die Depression.

Im Herzen entscheiden Sie sich für das, was für Sie »das Wahre« ist. Wie sich gerade für Sie die wahre Liebe gestaltet, ist einzig und allein Ihre Wahrheit. Sicher wäre der Satz »Ich liebe« der passende für das Herz-Chakra. Nur gibt es leider so viele Klischees, die das wahre Bild der Liebe, das jeweils höchst individuell ist, überdecken. Darum wähle ich als den Satz für das Herz-Zentrum: Ich fühle, was ist.

Übung

Öffnen Sie Ihre Chakras mit den Farben des Regenbogens, behutsam, sorgfältig und leicht. Wenn das Licht des Himmels Sie samt Ihrer Aura erstrahlen lässt, begeben Sie sich in Ihr Herz. Erfühlen Sie die Verbindungen Ihres Herzens. Spüren Sie, woran Sie Ihr Herz hängen.
Sehen Sie am Ort Ihrer Liebe, was Sie dort finden, wem Sie Platz gewähren in Ihrem Herzen. Wenden Sie sich dem ersten Wesen zu, das Ihren Blick auf sich zieht. Es mag ein Mensch sein, der oder die Ihnen nahe steht, es mag die symbolische Gestalt Ihrer Arbeit sein, das ist ohne Bedeutung. Es ist das augenfällige Wesen, an das Sie Ihr Herz zu diesem Zeitpunkt hängen.
Stellen Sie sich Ihrem Wesen, dem Sie verbunden sind, gegenüber. Finden Sie den Abstand, der für Sie richtig ist. Nun erfühlen Sie die Art Ihrer Ver-Bindung. Versuchen Sie, das Band mit allen Sinnen zu erfassen. Sehen Sie die Farbe ihrer Verbindung, die Dichte, die Form und die Substanz des Bandes zwischen Ihnen und Ihrem Herzens-Wesen. Fühlen Sie die Festigkeit Ihrer Ver-Bindung, die Biegsamkeit oder auch die Starre. Probieren Sie aus, wie elastisch das Band reagiert, wenn Sie versuchen, sich zu entfernen oder zu nähern. Lauschen Sie. Vielleicht hören Sie Töne,

vielleicht vernehmen Sie Worte, vielleicht rührt Sie Musik an. Versuchen Sie zu riechen. Möglicherweise hat Ihre Ver-Bindung einen typischen Geruch. Dann gehen Sie mit Ihrer Aufmerksamkeit über Ihren Körper hinaus in Ihre unmittelbare Umgebung und fühlen Sie die Atmosphäre. Versuchen Sie, die Stimmung zu ermitteln, die Ihre Herzens-Bindung umgibt. Erfassen Sie mit all Ihren Sinnen. Begreifen Sie, woran Sie Ihr Herz hängen.

Ohne Bindung im Leben sind wir wie ein gasgefüllter Luftballon, der losgelassen emporschwebt und ziellos durch die Luft wabert. Sich auf eine oder mehrere Bindungen einzulassen, ist unabdingbare Forderung an jeden Menschen.[6]
Mit der Entscheidung für eine Bindung hebt der Mensch sich selbst aus dem Bereich der Belanglosigkeit empor in den Bereich der Bedeutsamkeit. Um es nochmals zu verdeutlichen: Ich selbst gewinne Bedeutsamkeit, wenn ich mich binde, indem ich liebe. Es ist hier sekundär, dass auch der Mensch, an den ich mich binde, oder die Aufgabe, auf die ich mich festlege, Bedeutsamkeit dadurch gewinnen.

Das Herz meldet sich mit einem Gefühl von Enge, Unbehaglichkeit oder gar Schmerz, wenn sich im Leben die Liebe auf unzuträgliche Weise ereignet. Es schmerzt, wenn Liebe nicht stattfindet. Es schmerzt auch, wenn die gewohnte Liebe nicht mehr den Bedürfnissen angemessen ist, die vorhanden sind. Es schmerzt, wenn man sich in seinem Lieben verändern soll. Wenn die Liebe einen Raum einnimmt, der nicht mehr genug Spielraum lässt für Einzeln-Sein, meldet sich das Herz.

Wenn man meint, sich nicht festlegen zu können oder gar zu dürfen, wenn man sich nicht binden möchte, dann kann das Herz sich mit Schmerz daran erinnern, dass ihm ungebundene Freiheit nicht gut tut. Sich mit dem Herzen zu binden, die Liebe festzumachen, sich zu entscheiden dafür, bedeutet die Grundlage, diese einmal gewählte Liebe zu leben, bedeutet die Grundlage neuer Freiheit, neuer Möglichkeit persönlicher Entwicklung des einzelnen Menschen. Man weiß dabei nicht, wie sich der oder die Geliebte entwickeln, oder auch das Kind, das ins Leben getreten ist. Man liebt einzig auf Grund seiner Entscheidung für den geliebten Menschen, sozusagen ins Blaue hinein. Was die Liebe aus einem selbst und dem Geliebten macht, lässt sich nur erleben. Im Voraus abzuschätzen, gar zu planen, was geschehen wird, ist ein trügerisches Unterfangen. Man wird in der Liebe ausweglos mit seinem tiefsten Ich konfrontiert, das auf dem Wege ist, sich weiter zu entwickeln. Das, was einem kaum als unbekannt vorkommen mag, erweist sich als das größte Abenteuer, das das Leben für einen bereithält. Man gerät in die höchsten Höhen von Freude und Entzücken und findet sich in den tiefsten Tiefen seiner unbekannten, ja beängstigend gefährlichen Seele wieder. Zu lieben ist kein Sonntagsnachmittags-Spaziergang.

Khalil Gibran schreibt:

»Denn so, wie die Liebe dich krönt, kreuzigt sie dich.
So wie sie dich wachsen lässt, beschneidet sie dich.
So wie sie emporsteigt zu deinen Höhen und die zartesten Zweige liebkost, die in der Sonne zittern,
Steigt sie hinab zu deinen Wurzeln und erschüttert sie in ihrer Erdgebundenheit.
Wie Korngarben sammelt sie dich um sich.
Sie drischt dich, um dich nackt zu machen.
Sie siebt dich, um dich von deiner Spreu zu befreien.
Sie mahlt dich, bis du weiß bist.
Sie knetet dich, bis du geschmeidig bist;
Und dann weiht sie dich ihrem heiligen Feuer, damit du heiliges Brot wirst für Gottes heiliges Mahl.
All dies wird die Liebe mit dir machen, damit du die Geheimnisse deines Herzens kennen lernst und in diesem Wissen ein Teil vom Herzen des Lebens wirst.« [7]

Auf der Ebene des Solarplexus fällt der Mensch qualitative Urteile. Auf der Ebene des Herzens bekräftigt er seine Wahl emotional durch die Macht der Liebe. Solange man sich in Belanglosigkeit mal da mal dort hinwendet, lebt man wie inmitten leerer Hüllen, in einem Panoptikum vieler Möglichkeiten, die nicht wirklich werden. Wirklichkeit wird erschaffen durch die Entscheidung für wahre Bindung.

Angesichts der Universalität der Erdanziehung, der alle Wesen unterworfen sind, erfährt man die grundlegende Bedeutung von Bindung für jedes Individuum. Über die physikalische Ebene hinaus, ist die Anziehungskraft auch auf sozialer Ebene grundsätzlich, sie ist göttliches Gesetz, sie ist das Gesetz der Liebe. Bindungslosigkeit, Lieblosigkeit ist daher ein Vergehen gegen ein göttliches Gesetz. Dieses Vergehen entwurzelt den Menschen. Ohne Wurzeln entbehrt ein Mensch bald jegliche Nahrung. Man kann infolge von Lieblosigkeit emotional verhungern. Dies entspricht also der Verbindung zum materiellen Aspekt des Lebens, zur Mutter Erde. Im Gegensatz dazu können überstarke Bindungen, die dem Gefühl nach keinen eigenen Spielraum mehr lassen, einen genauso des Lebens berauben, indem sie einen ersticken. Hier verbindet man sich mit dem geistigen Aspekt des Lebens, dem »Vater Himmel«.

Eine Bindung muss Halt geben. Demnach muss sie eine gewisse Stärke besitzen, eine Festigkeit, so dass sie sich als verlässlich erweist. Und Bindung muss Raum genug gewähren für persönliche Beweglichkeit. Ein gewisser Spielraum ermöglicht erst, Abwechslung zu erfahren und neue Impulse aufzunehmen, die dann in der Bindung weiter wirken können. Dieser Eigenraum, die Zeit für sich allein, lässt Sie erfahren, wie sich die Bindung auf Ihr Leben und Ihr Sein auswirkt. Die Ausgewogenheit von Bindung zwischen Stärke und Festigkeit, die Halt geben, und der Beweglichkeit, des Spielraums, die Abwechslung bedingen, ist lebenswichtig und Bedingung dafür, dass Menschen sich wohl, geborgen und glücklich fühlen in ihrer Liebe.

Die Blockierung des Kehlkopf-Chakras

Bei einer Blockierung des Hals-Chakras können die widersprüchlichsten Themen aufkommen. Ich erinnere Sie nochmals daran, dass die Beschaffenheit des Menschen prinzipiell polar ist. Demnach tritt dann, wenn ein bestimmtes Thema für einen Menschen von Belang ist, dessen Gegenteil im Lebenszusammenhang ebenso auf.

Ein Mensch mit »zugeschnürter Kehle« wird Angst empfinden. Die Fähigkeit, tief Luft zu holen, wird eingeschränkt sein. Krankheitsbilder wie Asthma, Bronchitis, Schluckbeschwerden, Halsentzündungen oder ähnliches werden häufig vorzufinden sein. Auch Schilddrüsen-Fehlfunktionen sind Ausdruck von fehlgesteuerter hellblauer Energie. Ein Gefühl von Enge – von der konkret räumlichen Ebene bis hin zu sozialen Belangen, einem Mangel an innerer Weite, einer Tendenz zu Intoleranz – korrespondiert mit dem blockierten Hals-Chakra ebenso wie ein Gefühl von Weite, das sogar bis zu einem Gefühl von Verlorenheit gehen kann. Die psychopathologischen Syndrome der Agoraphobie (Angst vor weiten Plätzen) und der Klaustrophobie (Angst vor engen Räumen) entsprechen einer Blockierung des Kehlkopf-Chakras. Wer sich mit dem Raum um sich herum wohl fühlt, also genug Platz hat für sein Bedürfnis nach Ausdehnung und zugleich Grenzen spürt, die beschützen und nicht einengen, fühlt sich geborgen. Ist der Freiraum um einen Menschen herum zu groß, so stellt sich ein Gefühl von Einsamkeit ein. Der Abstand, den man zwischen sich und seine Mitmenschen legt, wird auch von denen empfunden und meistens eingehalten. Wenn Sie ihn also sehr groß wählen, wird kaum jemand den Kontakt zu Ihnen herstellen. Das Ergebnis ist, dass Sie sich in relativer Isolierung befinden. Kontaktlosigkeit weist auf Schwierigkeiten mit dem Kehlkopf-Chakra hin. Wählen Sie umgekehrt den Abstand zwischen sich und der Umwelt zu klein, verstehen andere dies als Einladung, um Ihnen sozusagen auf die Füße zu treten. Auch dann ist der Kontakt zur Welt nicht ausgewogen, denn vermutlich sind Sie ständig mit anderen beschäftigt. Eine Kontaktüberschwemmung ist ebenfalls ein Symptom einer Blockierung des Hals-Chakras. In diesem Fall ist meist der im Nacken nach hinten weisende Kelch des Energiezentrums verengt.

Das Sprechen ist eine Funktion, die vom Kehlkopf-Chakra dominiert wird. Lautes und unkontrolliertes Reden, ebenso leises und gehemmtes Reden, bedeuten, dass die betreffende Person fehlgeleitete hellblaue Energie hat. Wo immer gestörte Kommunikation eine Rolle spielt, geht es um ein verletztes Kehlkopf-Chakra. Die Sprache ist wesentliche Trägerin des Gefühls. Schreien, weinen und laut lachen sind Funktionen des Hals-Chakras. Hier bahnt sich das Gefühl, das im Herzen wohnt, seinen Weg nach außen. Nicht nur Liebe wohnt im Herzen und verlangt nach Ausdruck, auch Traurigkeit, Freude und Zorn. Auch sie bedürfen der Äußerung. Neben dem Formen der Sprache ist auch das Hören der Sprache eine Fähigkeit des Halszentrums. Kommunikation findet immer in zwei Richtungen statt – im Senden und im Empfangen von Botschaften.

In den großen Religionen wird der Ursprung der Schöpfung dem Ton zugeordnet, den Gott hervorbrachte. So ist der Mensch auch schöpferisch tätig, wenn er oder sie Töne und Worte über das Kehlkopf-Chakra formt. Eine andere Form der schöpferischen Tätigkeit stellt das »innere Hören« dar. Das hintere Kehlkopf-Chakra, das sich im Nacken öffnet, stellt die Verbindung dar zum geistigen Hören. Dies ist ein Weg, den die Intuition nehmen kann, um uns zu erreichen. Ich erachte es für eine Qualität schöpferischen Lebens, sich mit dem Unwägbaren, dem Noch-nicht-Fasslichen in Verbindung zu setzen, um dem bislang Unbegriffenen in der materiellen Welt Gestalt zu verleihen.

Eines meiner Kinder sagte: »Ohne Worte können wir keine Liebe ausdrücken.« So grundlegend ist die Sprache. Wir können unsere Liebe auch über Streicheln zum Ausdruck bringen, über die Haut. Die Haut als Organ wird ebenfalls dem Kehlkopf-Chakra zugeordnet. Also nicht nur Allergien, welche die Atemwege betreffen, entspringen Kehlkopf-Blockierungen, auch solche, die sich auf der Haut ausdrücken, denn die Haut stellt die Grenze zur Welt dar. Empfindlichkeiten der Haut sind also Empfindlichkeiten unserer Abgrenzung.

Abgrenzung ist ein zentrales Stichwort. Menschen, die sich zu viel bei anderen einmischen, weisen unklare Grenzen auf, ebenso wie die, die sich um ihre eigenen Belange nicht hinreichend kümmern. Beide haben ein Abgrenzungsproblem. Symbiotische Ehepaare, bei denen die Lebensbereiche strikt und ohne Flexibilität zugewiesen werden, sind nicht etwa souverän im Verteilen der Kehlkopf-Energie, sondern vermeiden den Fluss des Lebens, etwa in Form von Auseinandersetzungen und Konflikten, indem sie sich hinter einer schematischen Zuordnung verstecken. Konflikte gehören zum Hals-Chakra – Konflikte zu erkennen, sie auszutragen und zu meistern. Neben der Konfliktfähigkeit ist eine Funktion des Kehlkopf-Chakras die Fähigkeit, sich zu schützen. Der manifeste Konflikt führt zur Kommunikation, die neues Fließen nach sich zieht. Eine Auseinandersetzung, in der Ab- oder gar Aus-Grenzung mit voller Härte durchgeführt werden, bewirkt oft, dass sich die Enge der Kehle durch Fließen von Tränen löst. Es bedarf immer wieder der Erinnerung: Der Mensch ist auf der Welt um des Lernens willen. Er oder sie darf Fehler begehen und üben. Jede Einschränkung birgt in sich die Chance zu einer Erweiterung. Der Satz des Kehlkopf-Zentrums lautet: Ich bin in Kontakt.

Die Lösung für fast alle Probleme auf den feinstofflicheren Ebenen im Kehlkopf-Bereich heißt Verantwortlichkeit. Wer sich verantwortlich zeigt mit allen Konsequenzen des Zugreifens zum einen und des Loslassens zum anderen, zeigt einen gelungenen Umgang mit der Energie des Hals-Chakras. In manchen Situationen wird herzhaftes Zupacken verlangt. Jedes Zaudern erweist sich als »Fehler«, der sich zeigt, indem dieselbe Situation sich so lange aufdrängt, bis das Ergreifen der Initiative gelingt. Andernfalls klebt die betroffene Person an der sich beständig wiederholenden Lage mit stets demselben »Problem«, Dinge erledigen zu müssen, die sie nichts angehen. Sie erledigt sie, weil sie ihr leicht von der Hand gehen, weil sie nicht mit ansehen kann, wie sich andere – ein Kind vielleicht oder der Ehepartner – mit der vermeintlichen Kleinigkeit plagen, weil sie anderen und sich selbst damit beweisen will, was sie doch für ein netter, hilfreicher Mitmensch ist. Vielleicht möchte sie auch unterschwellig ausdrücken, dass die anderen ja nicht so toll sind wie sie selbst. Erst wenn es gelingt. sich fern zu halten, sich nicht einzumischen, passiert es nicht mehr, dass man plötzlich mit fremden Aufgaben beschäftigt ist. Diese hindern letztendlich daran, die höchst persönlichen Aufgaben zu bewältigen, von denen eine die sein wird, andere zu akzeptieren in ihrer scheinbaren Unzulänglichkeit. Im Kehlkopf-Zentrum wird offenbar, wie ein untrügliches Gefühl für die höchstpersönliche eigene Verantwortung entwickelt werden kann. Denn ohne diese Eigenverantwortlichkeit bleibt jede Grenzziehung – im sozialen Bereich etwa – nur willkürlich.

Übung

Setzen Sie sich in der von Ihnen geübten Weise nieder, halten Sie Ihr Rückgrat bis hinauf zum Nacken aufrecht und erheben Sie bewusst Ihr Haupt. Öffnen Sie Ihre Chakras in Ihrem Tempo, in der Sorgsamkeit, die Sie sich gönnen. Seien Sie sich selbst gegenüber großzügig. Wenn jedes Zentrum von Ihnen angesprochen wurde und mit Bewusstheit in Schwingung versetzt worden ist, dann lenken Sie Ihre Aufmerksamkeit zu Ihrer Kehle.
Lassen Sie einen Ton entstehen. Lassen Sie ihn anschwellen und sich ausbreiten. Füllen Sie mit Ihrem Ton den ganzen Raum, in dem Sie sich befinden. Spüren Sie, wie Ihr Ton von den Wänden zu Ihnen zurückgeworfen wird. Lassen Sie sich von Ihrem Ton berühren, während Sie zugleich weiter Ihren Ton aussenden. Spüren Sie, wie sich Ihre persönlichen Grenzen verändern. Spüren Sie, wie sich das Aussenden und das Empfangen des Tones vielleicht vermischen, vielleicht rhythmisch abwechseln. Fühlen Sie sich selbst in den Grenzen Ihres Körpers und das, was Sie umgibt. Variieren Sie Lautstärke und Richtung des Tones. Hören Sie und fühlen Sie die Wirkung Ihres Lautes.
Lassen Sie eine Farbe entstehen. Ihr Ton gewinnt eine

Farb-Tönung. Sie entspringt Ihrer Kehle und breitet sich aus. Sehen Sie die Farbe. Nehmen Sie wahr, in welchen Schattierungen sie sich zeigt. Sehen Sie Abstufungen, Verdichtungen, jede Art der Veränderung. Experimentieren Sie. Lassen Sie Ihren Ton lautlos durch den Raum schweben und beobachten Sie seine Färbung. Verändern Sie die Farbe und achten Sie darauf, ob sich auch der Ton verändert. Spielen Sie mit Klang und Farbe. Genießen Sie Ihre Laut-Malerei. Und finden Sie allmählich in Ihre äußere Wirklichkeit zurück.

Fatalerweise drängt sich das Wichtige nicht immer so auf, dass es sich vor einem aufbaut wie ein energisches Kind, das sagt: »Ich will ein Eis.« Fatalerweise verbirgt sich das, was nach Aufmerksamkeit verlangt, häufig vor dem eigenen Blick. Nur ein dumpfes Rumoren lässt sich vernehmen. Es fühlt sich an wie eine Verdauungsstörung. Es besteht die Neigung zu ignorieren, was da unterschwellig drückt. Es wird schon von selbst wieder vergehen. Es ist jedoch nötig, mit sich selbst achtsam umzugehen und den verborgenen Unbehaglichkeiten auf den Grund zu gehen.

Die Aufrichtigkeit sich selbst und anderen gegenüber klingt hier an. Die Aufrichtigkeit zeigt sich im körperlich wahrnehmbaren Aufgerichtet-Sein. Den Kopf zu senken, sich im Nacken zu beugen oder beugen zu lassen, überwältigt einen, wenn der Angst Macht über den Menschen gewährt wird. Natürlich kann man sich bewusst beugen – als ein Bekunden von Demut. Immer gebeugt herumzulaufen, deutet eher auf einen Menschen hin, der gedemütigt wurde, sich also nicht aus freiem Willen beugte, um sich jederzeit auch wieder selbst aufrichten zu können – in Aufrichtigkeit.

Weitere zwei Tage suchte ich nach einer Übung, die verdeutlichen sollte, wie einer Blockierung im Kehlkopf-Chakra zu begegnen sei. Wenn Sie spüren, dass es in Ihrer Kehle eng ist, dass Ihnen die Worte zu dem, was Sie im Grunde bewegt, nicht kommen wollen, dann machen Sie sich auf in die Welt und suchen Sie einen Menschen, dem oder der Sie bereit sind zu vertrauen.

Übung

Sprechen Sie mit ihr. Stammeln Sie, suchen Sie nach Worten, mühen Sie sich ab mit Ihrem unbewussten Thema. Hören Sie auf die Einwürfe Ihres Gesprächspartners. Machen Sie sich innerlich weit für die Botschaften von außen. Auch wenn Sie alles schon zu kennen meinen; lassen Sie das Gehörte in sich ein. Sie werden es in Ihrem Herzen bewegen. Es wird etwas mit Ihnen geschehen, das Sie bewegt.
Vertrauen Sie. Gehen Sie in Kontakt mit dem Menschen, den Sie für Ihren Austausch gewählt haben. Gehen Sie auch in Kontakt mit Ihren wahren Gefühlen. Scheuen Sie sich nicht, Ihre Grenzen wahrzunehmen. Machen Sie Ihre Grenzen verbal deutlich. Sagen Sie: »Das kann ich noch nicht.«, oder »Das ist mir zu viel.«, oder »Ich fürchte …«
Und kehren Sie – voll Vertrauen – heim zu sich, lassen Sie sich die Zeit, die Sie benötigen- und die Enge in Ihrer Kehle wird sich weiten.

Seien Sie geduldig mit sich. Sie dürfen sich ruhig mehrere Versuche gönnen. Vielleicht ist ja die Kehlkopf-Blockierung Ihr Lebens-Thema. Dann nehmen Sie sich die erforderliche Zeit für Ihre Aufgabe. Kaufen Sie sich ein wunderschönes hellblaues Halstuch. Schauen Sie in den unbewölkten Himmel. Heute ist er grau verhangen? Macht nichts – hinter den Wolken ist er blau. Besinnen Sie sich auf dieses Wissen. Schließen Sie die Augen und erinnern Sie sich an den blauesten Himmel, den Sie je gesehen haben.

Die Blockierung des Stirn-Chakras

Das Stirn-Chakra, das »Dritte Auge«, stellt die Verbindung her zwischen der wahrnehmbaren Welt und dem Denkvermögen. Der Mensch nimmt auf vielfältige Art wahr, er ist nicht allein auf das Denken angewiesen, um zu einem Urteil zu gelangen bezüglich der Dinge, die ihm im Leben begegnen. Einmal sagte ich in einer therapeutischen Sitzung zu einer Frau: »Schließ die Augen, dann siehst du besser.« Sie »sah« tatsächlich besser, was sie zu sehen hatte und worum es eigentlich ging, nämlich den inneren Gehalt. Der Satz, der die Funktion des Dritten Auges beschreibt, heißt: Ich sehe, was ist.

Halten Sie das nicht für trivial. Meistens sehen die Menschen nicht, was ist. Sie sind eher geneigt zu sehen, was sie gern hätten. Oder sie pflegen das zu sehen, was sie fürchten. Es gibt eine Wirklichkeit, die den Dingen, den Verhältnissen innewohnt. Diese offenbart sich dem geöffneten Dritten Auge.

Sie offenbart sich nicht, wenn sie nicht angenommen werden kann. Dann bleibt sie, zum eigenen Schutz, der Erkenntnis verborgen. In diesem Fall ist das Dritte Auge nicht ganz geöffnet. Das Dritte Auge ermöglicht es, die Wirklichkeit zu sehen. Es schenkt die Fähigkeit der Erkenntnis. Es ist nicht so, dass man nichts sehen bzw. erkennen kann, wenn das Dritte Auge geschlossen ist. Zudem vermag ich nicht zu ermessen, wie es ist, »alles« zu sehen. Ich weiß nur, dass ich im Laufe meiner Lebenszeit, die von Meditation durchzogen ist, mehr und mehr sehen gelernt habe. Manchmal ist mein Drittes Auge geschlossen. Dann bin ich auf dieser Ebene einfach »zu«. Dann fühle ich mich unwissend. Gewöhnlich bin ich dann müde, so müde, dass ich nichts mehr aufzunehmen vermag. Oder ich bin mit einem Problem konfrontiert, das mir die Seele aus dem Leib zu reißen droht. Dann schützt mich meine Blindheit, jedenfalls solange ich des Schutzes bedarf.

In unserer informations-betonten Zeit neigen die Menschen dazu, sich zu viele Gedanken zu machen über das Richtige und das Falsche. Sie erwägen pro und contra, bis ihnen der Schädel brummt vor lauter ernst zu nehmenden Argumenten, die doch kein abschließendes Urteil erlauben. Ein Überbetonen des Intellekts, ein Energieüberschuss des Dritten Auges, bringt häufig Kopfschmerzen mit sich. Es scheint eine große Versuchung zu sein, den Kopf wichtiger zu nehmen als alle anderen Körperteile samt ihren Funktionen. Früher verließ ich mich vollständig auf meinen Intellekt. Das ist inzwischen anders. Sich eines Sachverhaltes aktiv anzunehmen mittels des Denkens, aktiviert das Senden der Energie aus dem Dritten Auge. Es entspricht meiner Beobachtung, dass der intellektuelle Habitus einhergeht mit dem Impuls zu handeln. Die erste

»Handlung« ist die Entscheidung. Ich halte mittlerweile den Intellekt für ungenügend, weil mich die Erfahrung lehrt, dass Entscheidungen nicht auf Grund vernünftiger Erwägungen getroffen werden, sondern aus verschiedenen Gefühlen heraus.

Das geöffnete Dritte Auge zeichnet sich aus durch die Fähigkeit, Energie zu empfangen. Auch die Selbstwahrnehmung funktioniert mittels des Dritten Auges, die Wahrnehmung der Gefühle, Eindrücke und Bezüge, in denen man steht, den energetischen Verbindungen um sich und in sich. Es ist sicher angemessen, auf Grund von Gefühlseindrücken Entscheidungen zu treffen, vor allen Dingen wenn man die Eindrücke auf sich wirken lässt und so seinem Urteil ein Gesamtbild zu Grunde legt. Es fällt vielen jedoch auf Grund ihrer kopfbetonten Prägung schwer, Eindrücke zu empfangen. Eine Blockierung des Dritten Auges nehme ich häufig wahr als die Weigerung, Energie einfließen zu lassen und auf diese Weise einen Eindruck zu empfangen. Zugleich senden wir Energie aus dem Dritten Auge in Form von intellektueller Aktivität aus. Diese Art von Überanstrengung ist eine häufige Bedingung für Kopfschmerzen.

Anscheinend gibt es nichts Wichtigeres, als das Dritte Auge zu öffnen, um zu größerer, umfassenderer Erkenntnis zu gelangen. Aber beim Dritten Auge bin ich vorsichtig: Erkenntnis ist lediglich der Rand des Weges, sie ist nicht der Weg. In der heutigen ›aufgeklärten‹ Zeit, dieser Zeit der Überbetonung des Intellekts, wird das häufig verkannt. Wenn Sie mich jetzt fragen würden: »Was ist denn der *Weg*?«, so könnte ich Ihnen das nicht pauschal beantworten. Ich würde Sie jedoch fragen, was Ihr letzter Schritt war, wo Sie sich jetzt befinden und wie Sie Ihren nächsten Schritt setzen wollen. Also besteht der Weg darin, dass sich Schritt an Schritt reiht. Der Weg ist immer nur *ein* Weg, der für *einen* Menschen gilt. Was für den einen gilt, muss nicht auf andere anwendbar sein. Suchen Sie sich Ihren individuellen Weg! Ihr Leben zieht an Ihnen vorbei und bewegt sich durch Sie hindurch. Es wäre schade, wenn Sie sich nur auf dessen Betrachtung beschränkten, ohne das Empfinden eines jeden Schrittes auf allen Ihnen verfügbaren Ebenen der Wahrnehmung zu erleben.

Eine andere Variante der Blockierung des Dritten Auges findet sich bei Kopfschmerzen im Bereich des Hinterkopfs, die sich gewöhnlich eher dumpf anfühlen und von daher auch relativ leicht übergangen werden können. Der Begriff, der im Zusammenhang mit einer solchen energetischen Störung auftritt, ist der der Selbstbehauptung. Menschen, die sich behaupten können, tragen ihr Haupt frei und aufrecht. Wenn ein Mensch sein Haupt beugt, klingt Unterwerfung an. Gleichgültig ob diese freiwillig oder erzwungen ist, sie deutet auf einen Verzicht oder auf einen Mangel an Selbstbehauptung. Wird dieser Sachverhalt im therapeutischen Prozess klar, entsteht leicht eine Gegenbewegung – der Kopf wird trotzig aufgeworfen. Um sich zu behaupten, möchte man am liebsten mit dem Kopf durch die Wand. Nur wo befindet sich der Körper, wenn ich mit dem Kopf durch die Wand bin. Dieses Bild verdeutlicht noch einmal, wie sehr die Einheitlichkeit von körperlicher und kopfmäßiger Entwicklung beachtet werden muss. Die Bewegung im Einklang erlaubt erst ein selbstbewusstes und würdevolles Auftreten, bei dem der Kopf frei und leicht getragen wird und die Behauptung seiner selbst sich in Selbstverständlichkeit ereignet und keines besonderen Nachdrucks bedarf.

Übung

Wählen Sie sich einen Stein, der Ihnen gefällt und dem sich Ihr Herz zuneigt. Setzen Sie sich in der Ihnen gewohnten Weise hin. Legen Sie den Stein vor sich und schließen Sie die Augen. Richten Sie sich auf und öffnen Sie Ihre Chakras mit den Farben des Regenbogens. Wenn Sie sich klar fühlen in Ihrer gesamten Farbigkeit, besinnen Sie sich auf den Stein, der vor Ihnen liegt. Versuchen Sie jetzt, ihn vor Ihrem inneren Auge erstehen zu lassen.
Wenn Sie sein Bild klar und deutlich vor sich sehen, dann stellen Sie sich vor, dass der Stein so groß wird, dass es Ihnen möglich ist, in ihn einzutreten.
Im Inneren des Steines konzentrieren Sie sich auf Ihre Wahrnehmung. Sehen Sie, schauen Sie sich an, wie das Innere des Steines beschaffen ist. Wandern Sie durch die Landschaft des Steines. Erforschen Sie diese Ihnen bislang unbekannte Welt. Empfinden Sie, wie die Atmosphäre im Innern des Steines Sie berührt. Fühlen Sie, ob sich Ihr Atem verändert. Lauschen Sie, ob Sie etwas hören im Inneren Ihres Steines. Riechen Sie, ob Ihre Steinwelt einen besonderen Geruch verströmt. Spüren Sie, ob Ihnen das Laufen schwer fällt oder ob es Ihnen so geht, als sei die Schwerkraft leichter, als Sie es gewohnt sind, wie etwa auf dem Mond. Versuchen Sie mit all Ihren Chakras wahrzunehmen. Spüren Sie, ob sich Ihre Chakras im Stein anders anfühlen als vorher bei Ihrer Regenbogen-Übung. Sehen Sie Ihre Farben und bemerken Sie eventuelle Veränderungen in den Schattierungen oder der Ausbreitung. Vielleicht färbt der Stein mit seiner Farbe

Ihre Aura ein. Achten Sie auf Ihr körperliches Empfinden. Ist es gleich oder hat es sich auf irgendeine Weise verändert? Wenn Sie den Stein in seinem Inneren ausgiebig erforscht haben, kehren Sie in aller Ruhe zurück zu Ihrem Ausgangspunkt, verlassen Sie den Stein, bedanken Sie sich bei ihm für die neue Erfahrung, die er Ihnen ermöglicht hat. Verabschieden Sie sich und kehren Sie mit Ihrer Aufmerksamkeit dorthin zurück, wo Sie sitzen und wenden Sie sich ganz langsam wieder Ihrem Alltag zu.

Diese Erfahrung mit anderen zu teilen, ist besonders spannend. Um zu Ihrer persönlichen Wahrnehmung zu stehen, bedarf es der inneren Freiheit, der selbstverständlichen Selbstbehauptung. Es ist nicht erforderlich, für das Recht der subjektiven Sicht zu kämpfen. Sie brauchen sich auch nicht zu rechtfertigen, weil andere dieselbe Sache anders sehen als Sie. Ihre Eindrücke und Empfindungen gehören unabdingbar Ihnen. Ihr inneres Auge erlaubt Ihnen zu sehen, was dem physischen Auge nicht sichtbar ist. Entdecken Sie neue Welten. Gerade diese Art der Meditation offenbart Ihnen die Relativität der Wahrnehmung, auch Ihrer Selbstwahrnehmung.

Die Wahrnehmung von Größe als Repräsentation von Räumlichkeit und als logische Konsequenz davon die Wahrnehmung von Zeit verändern sich in der Meditation. Das erlaubt Ihnen, sich selbst in neuen Bezügen eingebettet zu erfahren. So erfassen Sie ungekannte Dimensionen Ihrer Persönlichkeit. Spielen Sie mit dieser Methode! Probieren Sie verschiedene »Medien« aus, die Sie von innen erfahren. Außer Steinen stehen Ihnen auch Pflanzen zur Verfügung. Sie müssen sich nicht direkt bei den Pflanzen aufhalten. Es genügt, wenn Sie sich in Ihrer Vorstellung in den Baum begeben, den Sie auf einem Spaziergang gesehen haben und der Sie so sehr beeindruckt hat.

Wenn Sie sich in einem Stein befanden, der vor Ihnen liegt, empfehle ich Ihnen, diesen Stein nach Ihrer Meditation noch einmal in die Hand zu nehmen und sorgfältig zu betrachten. Nehmen Sie irgendwelche Veränderungen wahr? Haben Sie den Eindruck, dass der Stein sich anders anfühlt als zuvor? Mit großer Wahrscheinlichkeit trügt Ihr Eindruck nicht. Meditation ist eine Art von Strahlung, die auf alles Lebende einwirkt.

Wenn der Stein anscheinend stärker glänzt als vor Ihrem »Besuch«, hat er sich offenkundig gefreut über diesen Kontakt zwischen verschiedenen Welten, zwischen der menschlichen und der mineralischen Welt. Wirkt er matter auf Sie als zuvor, so hat er Ihnen möglicherweise von seiner Strahlkraft abgegeben. Danken Sie ihm dafür und geben Sie ihm Ihrerseits etwas. Sie können ihn beispielsweise unter Wasser halten und sich dabei vorstellen, dass er so gereinigt wird, bis in seine Tiefe hinein. Oder Sie folgen einem Impuls, der Ihnen rät, den Stein in einen Blumentopf zu legen. Vielleicht legen Sie ihn zur Erholung in die Sonne.

Es gibt eine esoterische Wahrheit, die sagt: Dem Gedanken folgt Energie. Diesen Satz können Sie besonders deutlich in seiner Verwirklichung erleben, wenn Sie mit Steinen »arbeiten«. Vertrauen Sie Ihren Empfindungen! Vertrauen Sie darauf, dass alles Lebende miteinander in Kontakt treten kann. Wagen Sie eine Ausdehnung Ihres bisherigen Horizontes!

Die Blockierung des Kronen-Chakras

Wenn die Verbindung zum Himmel undurchlässig ist, entsteht ein Gefühl wie »gedeckelt« zu sein, so als trüge man etwas auf dem Kopf. Im positiven Falle fühlt man sich »behütet«. Behütet zu sein, beinhaltet für erwachsene Menschen eine Einschränkung ihrer Autonomie. Wie jeder Mensch das Recht hat auf seine eigenen Wurzeln, so hat er oder sie auch das Recht auf ein eigenes Stück Himmel. Mehr als das: Es ist eine Pflicht, seine Rechte wahrzunehmen. Erst wenn man sich voll entfaltet hat, mit all seinen menschlichen Rechten, erwirbt man das höchste menschliche Gut. Nur voll entwickelt erfährt man sich in seinem tiefsten Mensch-Sein. Das ist unsere Verpflichtung, mit der alle Individuen geboren werden, sich zu dem zu entfalten, dessen Entwurf sie noch sind.

Im übertragenen Sinne bezeichnet das die persönliche Verbindung zu Gott. Im konkreten Leben bedeutet es das Verhältnis zur Sinnhaftigkeit des Daseins. Wenn also die Verbindung zum Himmel undurchlässig ist, wird das Dasein als sinnlos empfunden. Wenn die Verbindung zum Himmel stark ist, erstarkt die Gewissheit, dass »alles in Ordnung« ist, ohne dass es formuliert werden müsste. Wenn man gefragt würde, könnte man so antworten.

Manchmal – wenn ich nicht so genau weiß, was mich gerade atmosphärisch berührt – fühle ich nach, welches Chakra-Muster sich ergibt. Bei Institutionen ist das Nachfühlen auch aufschlussreich. So fiel mir in Schulen und Universitäten auf, dass generell die Verbindung zum Himmel fehlt. Obwohl diese Institutionen die geistige Erweiterung anstreben, obwohl sie beabsichtigen,

Wissen zu vermitteln, findet sich dort eine Beschränkung des geistigen Bereichs.

Bei Menschen fühle ich dem Chakra-Muster in der therapeutischen Situation nach, doch nur, wenn sie mich darum bitten, also immer nur im Auftrag. Diese Zurückhaltung ist darum erforderlich, weil jedes Nachspüren eine sofortige Wirkung nach sich zieht, die nicht meiner Absicht, geschweige denn einer Kontrolle von mir unterliegt. Ich weiß nicht, wenn ich in einen Menschen hineinspüre, ob er es als Zudringlichkeit empfindet oder als Übergriff. Selbst wenn es ihm wohl täte, bleibt die Tatsache bestehen, dass es ein Eingriff in die Privatsphäre ist.

Es kommt vor, dass mich ein Gefühl davon, wie sich ein anderer Mensch befindet, ›anspringt‹. In diesem Fall handele ich wie mit Auftrag. Dann überlasse ich mich der Führung meiner Intuition. Selbstverständlich trage ich dann auch die Konsequenzen, die mich treffen, indem mich etwa ein so ›erfasster‹ Mensch mit seinem Zorn überschüttet. Die meisten Menschen sind nicht so feinfühlig, dass sie erspüren könnten, woher das Gefühl, ›erkannt‹ worden zu sein, rührt, daher begnügen sie sich vielleicht mit bösen Blicken oder es ist ihnen anzumerken, dass sie sich unbehaglich fühlen. Es ist auffällig, dass kaum jemand in unserer Gesellschaft es genießt, auf diese Weise berührt zu werden. In der therapeutischen Situation, im Gespräch über das, was sich zwischen mir und meinen jeweiligen Klienten abspielt, erfahre ich immer wieder, dass die meisten Menschen diese »Aura-Eingriffe« wie Streicheln empfinden. Aber das betrifft stets die Situation, in der ich mit Zustimmung der betroffenen Person ihr Energiefeld erfasse.

Die Menschen unterstehen mit ihren Fähigkeiten zwei Verantwortungsbereichen: Der eine ist in der Welt, wo sie ihre Fähigkeiten einsetzen, sie erproben. (Es ist überwiegend der Bereich des Kehlkopf-Chakras, der hier aktiviert wird.) Erprobung schließt immer die Möglichkeit von fehlerhaftem Einsatz ein. Man riskiert mögliche Fehler bei einer gezielten Absicht. Es kann sein, dass das Ziel nicht erreicht wird, sondern am Ziel vorbei geschossen wird, oder darüber hinaus, oder nicht weit genug … In einer Gesellschaft, die Fehler so schwer toleriert, wie es in unserer hoch zivilisierten Gesellschaft üblich ist, kann das zur Vermeidung von Unternehmungen führen, deren Konsequenzen nicht eindeutig und sicher abzuschätzen sind. Individualität zu beweisen, ist riskanter, als sich anzupassen und unauffällig zu bleiben. Hier beginnt der zweite Verantwortungsbereich, jener, dem jeder Mensch persönlich untersteht. Wer eine besondere Fähigkeit hat, dessen Aufgabe ist es, sie zu entfalten. Sie zu unterdrücken wäre ein Vergehen gegen den ›Entwurf‹ des Schöpfers, der Mensch verbirgt sich damit vor Gott. Er oder sie begehrt auf gegen Seine Absicht, die Er in dieser Individualität geschaffen hat, mit dieser besonderen Fähigkeit. Diese Verantwortung weckt über das Kronen-Chakra eine Resonanz zum Himmel hin. Der zum Kronen-Chakra passende Satz lautet: Ich bin, der ich bin, bzw.: Ich bin, die ich bin.

Übung

Setzen Sie sich in Ihrer gewohnten Meditationshaltung nieder, und öffnen Sie mit den Farben des Regenbogens Ihre Energiezentren. Beginnen Sie wie immer mit dem Wurzel-Chakra und der entsprechenden Farbe Rot und gehen Sie in dem Tempo, das Ihnen angenehm ist, die Wirbelsäule hinauf, von Chakra zu Chakra, von Farbe zu Farbe, bis zu Ihrem Kronen-Chakra, das Sie mit Lila öffnen. Zum Schluss lassen Sie weißes Licht einfließen, vom Himmel herab in Ihr Kronen-Chakra und durch Ihre Wirbelsäule hindurch bis in die Erde hinunter. Spüren Sie, wie Sie insgesamt klar und leuchtend werden durch das weiße Himmelslicht.

Sie befinden sich in der »Halle der Weisheit«. Sie wissen, dass auch andere anwesend sind. Sie werden nicht gestört. Sie können sich jedoch an andere wenden mit der Bitte um Unterstützung. Spüren Sie, wie es für Sie ist, sich in der »Halle der Weisheit« zu befinden. Nehmen Sie sich ausreichend Zeit, um sich detailliert Rechenschaft darüber abzulegen, wie es Ihnen an diesem Ort ergeht.

Gleichgültig, ob Sie sich behaglich oder ungemütlich fühlen, fassen Sie den Mut, einen Blick in das Buch zu werfen, das vor Ihnen liegt. Es ist das Buch Ihres Lebens. Lesen Sie, was es Ihnen hier und heute offenbart. Erfahren Sie die Lektion, die für Sie von aktueller Bedeutung ist. Lassen Sie sich berühren von dem Eindruck, den die aufgeschlagene Seite Ihres Buches auf Sie macht.

Erinnern Sie sich, wenn Sie in dem Buch vielleicht nicht lesen können, dass es Mitlernende gibt, die Sie um Rat bitten können. Wenn sich Ihnen der Sinn des Gelesenen oder Abgebildeten nicht erschließt, wenn es vielleicht zu dunkel ist in der Halle der Weisheit, fragen Sie andere Anwesende nach dem Sinn dieser Botschaft. Versuchen Sie, die Augen zu schließen und zu spüren, was sich Ihnen mitteilen will. Lauschen Sie mit Ihrem Herzen, wenn die Ohren nicht fein genug sind. Nehmen Sie jeden Hinweis, der sich Ihnen bietet, auf, und akzeptieren Sie ihn als die momentan angemessene Botschaft. Scheuen Sie sich nicht, konkrete Fragen zu stellen zu Ihrer aktuellen Lebenssituation. Fragen Sie: Was habe ich zu lernen? Wie heißt meine derzeitige Lektion? Was ist meine Lebensaufgabe? Wie kann ich meiner Lebensaufgabe zurzeit am besten dienen?

Fragen Sie auch nach Hindernissen. Fragen Sie immer nach der Bedeutung dessen, was Ihnen begegnet. Bitten Sie, dass sich Ihnen die Bedeutung von Ereignissen, Aufgaben, Botschaften, Träumen oder Begegnungen Ihres Lebens erschließen möge. Nehmen Sie die Bedeutungen in Demut an. Wenn Sie sie nicht gleich verstehen, so fassen Sie sich in Geduld und nehmen Sie sich vor, ein anderes Mal wieder zu kommen, um sich allmählich vertraut zu machen mit dem neu Erfahrenen. Kehren Sie in Ruhe und Dankbarkeit wieder zu Ihrem Alltag zurück. Und freuen Sie sich über Ihre neuen Erkenntnisse.

Intellekt oder Verstand sind nicht Geist. Der Verstand ist sozusagen nur ein Werkzeug, er ist nicht unser höchstes Vermögen. Ohne Liebe wirkt er nichts.

Demut ist die Lektion des Kronen-Chakras. Die Ordnung des Lebens erschließt sich Ihnen durch das Chakra über Ihrem Scheitel.

Das Auflösen der Blockierungen macht durchlässig

Das Ziel ist, die Durchlässigkeit zu fördern. Die Übungen dienen dazu, die Chakras zu öffnen, und sie verstärken die Durchlässigkeit in die Richtung der Kelche der Energiezentren. Für das Wurzel-Chakra heißt das, den Bodenkontakt zu intensivieren. Zugleich unterstützt dies sämtliche Prozesse, die sich auf das Lernfeld »Fundament« beziehen. Sie vergewissern sich der Grundlagen Ihrer individuellen Existenz. Dies ist die Ebene der Persönlichkeit. Auf der körperlichen Ebene verstärkt sich durch die Arbeit am Wurzel-Chakra der Energiefluss im Bereich von Becken und Beinen bis einschließlich der Füße. Gesundheitliche Beeinträchtigungen werden dadurch möglicherweise deutlicher spürbar, vielleicht schmerzlicher. Wenn die Angst den Energiefluss nicht sofort blockiert, sondern Sie in Ruhe wahrnehmen und geschehen lassen, was sich in Ihrer Empfindung ereignet, können sich gesundheitliche Beeinträchtigungen lösen, bevor sie sich überhaupt als Krankheit manifestieren.

Entlang der Wirbelsäule verstärkt sich der Kontakt zur Umwelt, jeweils nach vorne, in die Zukunft hin, zu dem hin, was vor Ihnen liegt, und nach hinten, in die Vergangenheit, zu dem hin, was Sie gerade hinter sich gelassen haben.

Das Öffnen des Vitalitäts- oder Sakral-Chakras verbindet mit den Themen von Mutterschaft und Vaterschaft. Im Lendenbereich deutet eine Verspannung, ein Schmerz nach meiner Erfahrung immer auf Probleme mit dem Vater. Im weiteren Sinne ist es nicht mehr der leibliche Vater, der einem symbolisch ›im Kreuz hängt‹, sondern es ist die Auseinandersetzung mit der bestehenden Ordnung, die von den Vätern überliefert wurde. Themen von Geborgenheit, Versorgt-Werden und Ernährung, nicht nur leiblicher Natur, werden Ihnen näher gebracht, wenn Sie sich durchlässig machen in Bauch und Rücken unterhalb der Gürtellinie. Mit der Zeit und mit zunehmender Durchlässigkeit erfahren Sie besser, was Sie – auch im übertragenen Sinne – nährt. Bezüglich aktiver Elternschaft wird dann natürlich auch klar, wen oder was Sie nähren mit Ihrer Kraft und Vitalität. Das sind nicht immer die eigenen Kinder, es sind auch andere Menschen, vielleicht Tiere und Pflanzen, die Umwelt, alles, dem man seine Pflege angedeihen lassen kann.

Das durchlässige Sonnengeflecht lässt Sie besser begreifen, wie Sie sich selbst als ein Ich in der Welt befinden. Ihr Geworden-Sein lässt sich im Rücken spüren als Eindruck von Rückhalt. Es lässt sich spüren als wohltuende Stärke im Rücken oberhalb der Taille. Wenn Sie im Sonnengeflecht nach vorne hin durchlässig und durchlichtet sind, so werden Sie frei und offen in die Welt treten. Wie das Sonnengeflecht beschaffen ist, so ist das Erscheinen gegenüber allen und allem. Hier zeigt sich ein Gefühl von Flauheit im Magen, das zu Zeiten von Kleinmut gegenüber der Welt auftauchen kann. Ebenso findet sich hier die Sattheit und Zufriedenheit, wie sie bei Kleinkindern zu beobachten ist, als eine Haltung, mit der der Welt begegnet werden kann. Das Sonnengeflecht spiegelt zudem den Hunger, die Neugierde auf die Welt und das, was sie zu bieten hat, auf dass der Mensch sie sich einverleibt, sich zu Eigen macht.

Wenn Sie Ihr Herz nach vorne öffnen, begegnen Sie der Welt mit offenem Herzen. Sie werden verletzlicher, empfinden Schmerz intensiver, aber auch die Freude der Liebe. Der Welt mit offenem Herzen zu begegnen, heißt natürlich auch, empfänglich zu sein für die Menschen, die Ihnen begegnen. Sie nehmen sie vorbehaltlos in sich auf. Das Öffnen des Herzens nach hinten wird die eingesammelten Herzschmerzen des bisherigen Lebens neu aktivieren, so dass man sie möglicherweise für immer verabschieden und hinter sich lassen kann. Sie können sich so von alten Ressentiments befreien und für den Fluss der Liebe im Leben öffnen, um sich dem hinzugeben, was allein alles lebendig hält.

Das Kehlkopf-Chakra zu öffnen, bringt in Verbindung mit dem Vertrauen. (Häufig findet man bei geöffnetem Herzen ein verschlossenes Kehlkopf-Chakra vor. Das scheint eine Notbremse zu sein, ein erträglicher Kompromiss. Genau genommen ist es jedoch ein Selbstbetrug. Was nützt die Bereitschaft, sich der Liebe hinzugeben, wenn das Vertrauen in die Welt, in jeden Menschen in der Welt fehlt?) Vertrauen zieht notwendig nach sich, es zu erproben, nämlich im Kontakt mit anderen. Zwangsläufig ergibt sich die Konzentration, mit den nötigen Grenzen, die dem Schutz dienen. Zudem wird eine neue Grenzenlosigkeit erfahren – die Freiheit und die Schutzlosigkeit.

Das durchlässige Dritte Auge erlaubt es, die Dinge so zu sehen, wie sie sind. Das erachte ich erst für vertretbar, wenn man in der Lage ist, alles mit Liebe zu betrachten. Ein offenes Drittes Auge bei verschlossenem Herzen beinhaltet zu viel

Kälte, zu viel Unbeteiligt-Sein. So besteht die Gefahr, Macht auszuüben mit der Kenntnis, die über das Stirn-Chakra erworben wurde. Von daher arbeite ich meist vordringlich am Herzen und lasse das Dritte Auge langsam nachziehen.

Das offene Scheitel-Chakra schenkt Gottvertrauen. Hier gilt Ähnliches wie beim Dritten Auge: Gottvertrauen ohne Zuwendung zur Umwelt birgt eine Leere, die sich mit nichts füllen lässt. In der Bibel steht zu diesem Thema (1. Korinther 13, 2): »Und wenn ich weissagen könnte und wüsste alle Geheimnisse und alle Erkenntnis und hätte allen Glauben, so daß ich Berge versetzte, und hätte der Liebe nicht, so wäre ich nichts.« Darum, in Übereinstimmung mit diesem Satz, sollte zuerst und vornehmlich das Herz geweckt werden. Es ist der Sitz des Lebens.

Vom Umgang mit Schwächen

Vielleicht haben Sie bereits ein Gefühl dafür entwickelt, dass sich ein bestimmtes Zentrum Ihres Körpers immer in den Vordergrund drängt, immer besonders viel Aufmerksamkeit und Hinwendung von Ihnen erfordert, bis es in Gleichklang mit allen übrigen kommt. Mag sein, dass es nicht nur ein Chakra ist, mag auch sein, dass mal dieses, mal jenes Ihrer besonderen Sorgfalt bedarf.

Ich gehe davon aus, dass jeder Mensch ein bestimmtes Chakra-Muster »mitbringt«, dass es also zu ihm gehört wie sein Körperbau oder seine Hautfarbe. Es ist so etwas wie die leib-seelische Konstitution, die sich als bestimmtes Chakra-Muster zeigt. Wie alles, was uns von Mutter Natur mitgegeben ist, sollte es jeder als sein Eigentum annehmen und mit ihm in Einklang leben. Wenn man beispielsweise eine helle Hautfarbe hat, dann wird man darauf achten müssen, sich der Sonnenstrahlung nur behutsam auszusetzen, um keinen Sonnenbrand zu riskieren.

Entsprechendes gilt für das Chakra-Muster. Wenn eine Schwäche in einem Chakra vorhanden ist, dann wird man genau dort immer wieder mit Blockierungen rechnen müssen. Der unzureichende Durchfluss der feinstofflichen Energie wird zunächst spezifische Symptome bedingen, auf die Sie reagieren können, wenn Sie achtsam sind. Die fortdauernde unausgeglichene energetische Durchlässigkeit kann zu bestimmten Beeinträchtigungen führen. Wenn man eine energetische Unausgeglichenheit fortgesetzt nicht beachtet, gibt der menschliche Körper seine lauteste Antwort – er produziert Krankheit. Spätestens dann ist man genötigt, Beachtung und Sorgfalt aufzubringen für seine energetische Ausgeglichenheit.

Mensch zu sein, bedeutet unvollkommen zu sein, die Unvollkommenheit zu empfinden und vielleicht sogar an ihr zu leiden. Mensch zu sein bedeutet auch, sich Vollkommenheit vorstellen zu können, sie sich zu wünschen und sich der Vollkommenheit annähern zu wollen. Die persönliche Unvollkommenheit zeigt jedem Menschen das Lernfeld auf, auf dem er sich erproben kann.

Es wird Ihnen nachfolgend skizzenhaft der Umgang mit Schwächen vorgestellt, die sich auf Chakra-Ebene als Schwäche je eines Energiezentrums zeigen. Gemäß dem Gesetz der Polarität bedeutet auch die energetische Überversorgung eines Chakras, dass der Mensch konfrontiert ist mit einer konstitutionellen Unausgeglichenheit, die sich gleichfalls als »Schwäche« äußert. Die Energiezentren werden der Reihe nach, von unten nach oben, beschrieben.

Das Wurzel-Chakra

Wenn das Wurzel-Chakra schwach ist, so ist die Erdverbundenheit dünn. Die Erd-Energie ist unsere Grundlage. Das Wurzel-Chakra entspricht der Grundlage des Lebens, der materiellen Seite des Mensch-Seins. Wer Probleme mit der alltäglichen Lebensbewältigung hat, leidet vermutlich an einem schwachen Wurzel-Chakra. Die Besserung stellt sich über verstärkte Anstrengung zur Bewältigung dessen ein, was täglich anliegt. Die Wahrnehmung Ihrer Körperlichkeit zeigt Ihnen die Befindlichkeit Ihres Wurzel-Chakras. Spüren sie Ihren Körper in seiner Kraft oder auch mit seinen Bedürfnissen leicht, unmittelbar und zuverlässig, dann sind Sie vermutlich gut geerdet. Ihr Wurzel-Chakra ist also energetisch wohl versorgt und versorgt Sie entsprechend mit Wohlgefühl. Es gibt Menschen, die sich anstrengen müssen, um die Bedürfnisse Ihres Körpers zu ermitteln. Sie wissen nicht gleich, ob ihr Unwohl-Sein von Hunger, Müdigkeit oder Kälte-Empfinden herrührt. Essen, als die materielle Versorgung des Körpers, stellt eine Funktion dar für die Energetisierung des Wurzel-Chakras. Neigen Sie dazu, öfter ein wenig über den Hunger hinaus zu essen und kämpfen Sie infolge dessen gegen Übergewicht? Ihr zusätzliches Gewicht gibt Ihnen mehr Schwere, die Sie am Boden hält. Vielleicht spielt Essen bei Ihnen eine völlig untergeordnete Rolle, und es kommt durchaus vor, dass Sie es vergessen. Ein Ergebnis dieser Haltung wird sein, dass Ihr Körper deutlich strukturiert wirkt, eher sehnig oder sogar knochig als weich gerundet. Vermutlich sind Sie ständig in Bewegung oder gar in Aktion. Ein Leben in Muße können Sie sich für sich gar nicht vorstellen. Spüren Sie doch einmal nach, wie sich Ihr Wurzel-Chakra anfühlt. Bei generell schwacher Energieversorgung des Wurzel-Chakras kann Essen, das für die benötigte Schwere sorgt, genauso kompensierend wirken wie ständige Aktivität, die über die wahrgenommene Bewegung das Körpergefühl stärkt. Sexuelle Aktivität unterstützt das Wohlbefinden von Menschen mit schwachem Bodenkontakt, indem es das Wurzel-Chakra mit mehr Energie versorgt. Körperliche Bewegung und Entspannung sind Funktionen des Wurzel-Chakras auf einer dichten Ebene.

Wenn Sie beispielsweise erst einmal zwanzig Kniebeugen machen, bevor Sie sich an Ihre Steuererklärung setzen, tun Sie etwas Unterstützendes für das Fundament Ihres energetischen Gleichgewichts. Das Erledigen »irdischer« Belange, das Ordnung schaffen in konkretem und übertragenem Sinn, das Sorgen für Stabilität und Sicherheit auf der materiellen Ebene, das alles sind unterstützende Maßnahmen für die Energie des Wurzel-Chakras. Schaffen Sie sich im Äußeren, auf der materiellen Ebene, einen angenehmen Rahmen. Das tut Ihrem Wurzel-Chakra wohl.

Haben Sie als Lieblingsfabe Rot, so ist es gut möglich, dass sich hier Ihr Wurzel-Chakra meldet. So wirken Sie einer Schwäche entgegen, indem Sie rote Kleidung wählen. Das Rot der Kleidung unterstützt die Aktivität des Wurzel-Chakras. Wenn Sie eine Abneigung gegen Rot hegen, äußert sich ebenfalls Ihr Wurzel-Chakra. Dann beachten Sie Ihre Abneigung bitte auch, denn sie ist ein Ausdruck Ihrer energetischen Verfassung.

Eine wichtige Unterstützung sind Kinder: Sie beanspruchen ihre Eltern konkret und regelmäßig. Das fördert das Gleichmaß. Auch hier klingt wieder das Thema der Dynamik an. Das Gleichmaß von Aktivität und Empfänglichkeit äußert sich in regelmäßiger Lebensführung bezüglich der fundamentalen Funktionen des Körpers, in dem die Seele wohnt.

Die Familie stellt die Grundlage des sozialen Lebens dar. Familienbeziehungen spiegeln die Verfassung des Wurzel-Chakras wider. Pflegen Sie Ihre Familienbeziehungen. Haben Sie Differenzen mit Ihrer Familie, dann stellen Sie sich der Auseinandersetzung. Ihre Familie ist Ihnen gegeben als Ihre soziale Grundlage. Sie tun grundlegend etwas für sich, wenn Sie sich dem Verhältnis zu Ihrer Familie widmen. Ihre Familie, das ist Ihre Herkunftsfamilie, Ihr leib-seelischer Ursprung, ebenso wie die von Ihnen gegründete Familie, die Ausgestaltung Ihrer leib-seelischen Beschaffenheit.

Eine Möglichkeit, mit schwacher Erdverbundenheit umzugehen, könnte wie folgt aussehen. Das Energiesystem arbeitet gegen die Schwäche des Wurzel-Chakras an und pumpt verstärkt Energie nach oben, um den Mangel an Erd-Energie zu kompensieren. Die Aura nimmt die Gestalt eines nach oben geöffneten Kegels an. Ein auf der Spitze stehender Kegel droht umzufallen. In der Praxis begegne ich oft solchen Schein-Lösungen, die den Mangel nicht wirklich beheben, sondern nur die sekundären Symptome lindern. Äußerlich wahrgenommen, wird der betroffene Mensch aktiver. Er redet mehr, schneller, lauter, seine Gesten werden lebhafter, die Gedanken schalten einen beschleunigten Gang ein und arbeiten energischer. Die energetische Veränderung der Aura, des Energiefeldes, bedingt – infolge des veränderten Empfindens – diese Verhaltensänderung. Dem Anschein nach steht der Mensch voll im Leben. Zugleich verstärkt sich in seinem Empfinden eine Unwirklichkeit. Er hebt ab. Sein Schlafbedürfnis wird geringer, ebenso der Hunger. Der Mensch verliert den Halt. Faktisch wird der energetische Mangel so intensiviert, dass ein Ausweichen vor der Schwäche nicht mehr möglich ist. Der auf der Spitze stehende Kegel kippt – und stellt so maximale Erdverbindung her. Wie kann man dem entgegnen, ohne den Schmerz des Zu-Boden-Fallens zu erleiden? Wie kehrt man sanft um und wendet sich wieder der Erde, der Grundlage zu?

Wenn man meditiert, ist das ganz einfach. Man lässt die Energie des Himmels in sich ein und lässt sie bewusst nach unten sinken. So kommt man in kurzer Zeit wieder energetisch ins Gleichgewicht. Das Aura-Bild, der nach oben geöffnete Kegel, legt diese Lösung nahe. Es ist grundsätzlich so, dass die »Problemstellung« die adäquate Lösung schon mitliefert. Hier ist das Problem der Mangel an Erdverbindung. Folglich muss die Erdverbindung verstärkt werden, um den Mangel zu beseitigen. Die starke Öffnung nach oben saugt vermehrt Energie, die man aufnehmen muss, um sie der Schwächezone zuzuleiten.

Im Allgemeinen können die Menschen mit ihrer eigenen Befindlichkeit nicht so klar und direkt umgehen. Sie fühlen Bedürfnisse, die sie nicht fassen können. Zum Beispiel kann bei einem prinzipiell schwachen Wurzel-Chakra ein heftiges Bedürfnis nach körperlicher Bewegung entstehen. Wenn Sie in einem solchen Falle laufen bis zur Erschöpfung, verlangt Ihr Körper anschließend nach Ruhe. Das ist eine Symptom-Behandlung auf der körperlichen Ebene. Wenn ein Mensch vor Erschöpfung endlich zur Ruhe gelangt, liegt er flach, mit dem ganzen Körper in Erdverbindung. So stellen Sie das energetische Gleichgewicht her, so füllen Sie Ihren Mangel auf dem

Umweg über das Laufen, bis Sie nicht mehr anders können, als sich hinzulegen, intensiven Bodenkontakt aufzunehmen.

Im Falle fortgesetzten Nicht-Beachtens der energetischen Unausgeglichenheit gibt der menschliche Körper seine lauteste Antwort – er produziert Krankheit. Es zeigen sich Krankheitssymptome, die typisch sind für ein schwaches Wurzel-Chakra. Sehr bildhaft ist ein Kreislauf-Zusammenbruch. Die mangelhafte Erdverbundenheit äußert sich als Schwindelgefühl, das im Extremfall den Menschen in Ohnmacht fallen lässt. Dann ist er mit dem ganzen Körper mit der Erde in Kontakt und sein Bewusst-Sein fällt völlig aus. Alle Energie sammelt sich auf der untersten Ebene. Das ist die Steigerung der einfachen Reaktion des Liegens auf der rein physischen Ebene hin ins Feinstofflichere. Der Körper und dazu die Funktionen des Bewusstseins ruhen.

Das Wurzel-Chakra versorgt die Drüsen der Nebennieren mit Energie. So resultiert über die Hormone der Nebennierenrinde eine sekundäre Beeinträchtigung der Geschlechtsorgane. Anfällige Organe sind infolge eines schwachen Wurzel-Chakras die Nieren sowie Gebärmutter und Eierstöcke, Hoden und Prostata. Die Nierenbeschwerden nötigen dazu, auf den Durchfluss auf materieller Ebene – flüssig statt feinstofflich – zu achten. Laufen bereitet im Falle einer Nierenentzündung Schmerzen. Ruhe heilt.

Außer dem Thema der Gewichtung begegnet man beim Wurzel-Chakra auch dem Thema der Dynamik, also dem Wechselspiel von Bewegung und Ruhe, von Aktivität und Empfänglichkeit. Hier gilt es aufmerksam zu sein mit den eigenen Bedürfnissen, denn sowohl das Bedürfnis nach körperlicher Bewegung als auch das Bedürfnis nach Ruhe können einer Schwäche des Wurzel-Chakras entspringen. Die Neigung zum Schlemmen kann ebenso aus einer Schwäche des Wurzel-Chakras resultieren wie die Sucht zu hungern, die beide das Körpergefühl enorm intensivieren.

Eine Klientin mit unterversorgtem Wurzel-Chakra kam zu mir. Die klassische psychopathologische Diagnose lautete Schizophrenie. Sie entzog sich nach oben; sie erschien sehr wackelig auf den Beinen. Ihre äußere Erscheinung verriet, dass sie Essen für nicht besonders wichtig hielt. Die vermehrte Energie im Kopf zeigte sich in dem Symptom Gedankenflucht. Konkrete Kontakte mit anderen werden dadurch schwierig, folglich gehen sie zurück. Das Gegenwirken gestaltete sich so, dass wir zunächst im Stehen arbeitete. Ich nötigte sie, im Stehen mit mir in Kontakt zu gehen. Zu Anfang drohte sie mir entgegenzukippen. Nach und nach gelang es, dass sie im Gespräch mit mir blieb, ohne dass »der Faden riss«, während sie zumindest in ihrer Achse verweilte. Immer wieder korrigierten wir ihre energetische Verfassung, indem wir nachfühlten: Wo ist die Energie? Bin ich mit dem Boden verbunden? Kann ich meine Fußsohlen empfinden? Wir gingen leicht in die Knie, um deren Tragfähigkeit wie auch ihre Nachgiebigkeit zu fühlen. Irgendwann setzten wir uns und achteten regelmäßig darauf, wie sich die Sitzfläche anfühlte, ob die Oberschenkel auflagen und ob die Verbindung von den Fußsohlen zum Boden existierte.

Thema unserer therapeutischen Arbeit war ihre Familie, ihre Rolle in der Familie, ihre Beziehungen zu den verschiedenen Mitgliedern ihrer Familie, ihre Zugehörigkeit zu ihrer Familie und ihre Abgrenzung innerhalb der Familie. In dem Maß, wie sie ihren Standort in ihrer Familie zu definieren vermochte und für sich akzeptieren konnte, fand sie ihren Weg zurück in die Realität. Die Symptome der Schizophrenie verschwanden. Sehr spät erst in unserem heilenden Prozess, beginnen wir zu meditieren. Denn leicht kann die Meditation bei einem so befindlichen Menschen zur Flucht aus der nicht zu bewältigenden Realität werden.

Übung

Öffnen Sie in der gewohnten Weise Ihre Chakras von unten nach oben mit den Farben des Regenbogens. Lassen Sie das Licht des Himmels in sich einströmen. Unerschöpflich erfüllt es Sie. Spüren Sie dem nach, wie sich das Licht in Ihnen anfühlt. Empfinden Sie es als schwer? Empfinden Sie es als leicht? Wie verteilen sich die Empfindungen von Leichtigkeit oder Schwere? Ist es Ihnen angenehmer, sich leicht zu fühlen, oder bevorzugen Sie das Gefühl von Schwere? Hat Schwere für Sie optisch etwas Dunkles? Ist Leichtes für Sie hell? Gibt es eine Verbindung zu Konzentration und Weite? Verbinden Sie eine Wahrnehmung von Temperatur mit Schwere und Leichtigkeit? Fühlen Sie es heraus!
Sie befinden sich in einer unbekannten Landschaft. Sie nehmen das Bild Ihrer Umgebung in sich auf und achten auf die Stimmung, die sich Ihnen vermittelt. Ist die Landschaft eher schroff oder mutet sie lieblich an? Haben Sie die Weite einer Ebene vor Augen oder wird Ihr Blick begrenzt durch Berge oder die Silhouette einer Stadt mit ihren Hochhäusern und Schornsteinen? Sind Sie allein auf weiter Flur oder sind Menschen in der Nähe, bekannte oder unbekannte? In wel-

cher Jahreszeit befinden Sie sich? Lauschen Sie: Trägt der Wind die Geräusche von Eisenbahn und Straßenverkehr an Sie heran? Hören Sie Grillen zirpen oder Vögel zwitschern? Rauschen die Blätter eines nahen Waldes – finden Sie es sanft oder bedrohlich? Achten Sie sorgfältig auf Ihre Gefühle in Verbindung mit allem, was Sie umgibt. Blicken Sie auf Ihre Füße: Welches Schuhwerk tragen Sie? Wie sieht der Boden unter Ihren Füßen aus? Sitzen Sie vielleicht auf einer gemütlichen Bank oder am Ufer eines Baches mit den Beinen im Wasser baumelnd?

Wenn Sie genug betrachtet haben, was Sie umgibt, dann bitten Sie um Hilfe. Bitten Sie die Wesenheit, die für das Wohlergehen Ihres Körpers verantwortlich ist, mit Ihnen in Kontakt zu treten. Vielleicht erscheint sie wie aus dem Nichts vor Ihren Augen. Möglicherweise fühlen Sie den Impuls, in Ihrer Meditations-Landschaft aufzustehen und ein Stück zu gehen. Folgen Sie Ihrem Impuls, er wird Sie richtig führen. Es kann auch sein, dass eine Stimme unbekannter Herkunft zu Ihnen spricht. Akzeptieren Sie, was auch geschehen mag. Nehmen Sie Ihre innere Wahrheit an. Sie werden wissen, wann die Gelegenheit da ist, Fragen zu stellen. Fragen Sie das Wesen danach, was Ihre persönliche Grundlage ist. Fragen Sie nach der Gewichtung, die typisch für Sie ist, und wie Sie ihr gerecht werden können in Ihrem alltäglichen Leben. Fragen Sie, welche Farben Ihnen gut tun und welche Nahrungsmittel Ihre körperliche Gesundheit unterstützen. Fragen Sie nach der Ursache irgendwelcher körperlicher Beschwerden oder Schmerzen und bitten Sie

um Hinweise zur Linderung. Fragen Sie, was Sie zurzeit benötigen.
Nehmen Sie die Botschaften Ihres Wesens aufmerksam und dankbar an. Verabschieden Sie sich mit Würde – und wenden Sie sich noch einmal Ihrer inneren Landschaft zu. Nehmen Sie zum Abschied nochmals die Atmosphäre in sich auf – und kehren Sie in Ruhe in Ihren Alltag zurück.

Lassen Sie die Botschaften Ihres »Körperwesens« nachhallen. Befolgen Sie seine Ratschläge. Fühlen Sie, wie es dann um Ihre Grundlagen bestellt ist. Seien Sie auch ruhig erstaunt über das, was Ihnen begegnet ist. Und lassen Sie das Gefühl von Vertrautheit zu, das sich einstellen wird. Im Grunde wissen Sie Bescheid, wie es um Ihr Fundament steht.

Wie oben erwähnt, gibt es vielfältige Möglichkeiten, sich um die Ausgeglichenheit des Bodenkontaktes zu kümmern. Die eine pflegt ihren Garten, während der andere sich in die Küche begibt, um zu kochen und mit Freude zu essen. Welche der Möglichkeiten Sie wählen, ist Ihrer Vorliebe überlassen. Wenn Sie mit einer Schwäche des Wurzel-Chakras umgehen, so besinnen Sie sich auf Ihre Grundlagen. Werden Sie sich klar darüber, was Ihnen grundlegend wichtig ist. Was ist Ihr Fundament? Spüren Sie nach, welche Körperfunktionen für Sie tragend sind: Ist es der Schlaf? Ist es regelmäßiges Essen? Ist es körperliche Bewegung, sanfter Sport oder sportliche Höchstleistung? Ich zum Beispiel verzichte lieber auf mein Frühstück als auf meine morgendliche Dusche. Wasser ist für mich grundlegend. Manche Menschen benötigen Musik, vielleicht nur als Hintergrund-Geräusch, manche suchen die Stille. Spüren Sie nach, was Sie regelmäßig für sich brauchen, was Ihnen unverzichtbar ist. Und sorgen Sie dafür, dass Sie genau das bekommen.

Das Sakral-Chakra

Auf der Ebene des Sakral-Chakras geht es um das Haben-Wollen von Materiellem und Immateriellem. Eine ausgeglichene Funktion des Vitalitäts-Chakras ist dann gewährleistet, wenn Sie sich mit dem versorgen, was Sie wirklich benötigen. Voraussetzung ist, dass Sie herausfinden, was Ihre tatsächlichen Bedürfnisse sind, in materieller wie in immaterieller Hinsicht.

Die energetische Überbetonung des Sakral-Chakras erlebte ich bei einer Klientin, Frau S.. Sie war es gewohnt, ihre Familie zu versorgen. Sie konnte sich gar nichts anderes denken, als die Familie zu versorgen, als sei das die ihr angemessene Aufgabe. Die Kinder waren schon erwachsen, aber sie versorgte sie immer noch. Eines ihrer Kinder rebellierte gegen die in der Fürsorge eingehüllte Bevormundung. Das andere Kind jedoch ließ sich in die Fürsorge fallen wie »in Abrahams Schoß«.

Es ergaben sich zwei Konfliktfelder: Das rebellierende Kind drohte sich abzunabeln, die Beziehung zur Mutter – nach deren Wahrnehmung – abzubrechen. Damit schien die ganze Familie gefährdet zu sein, weil die Mutter das Zentrum der Familie war. Hier waren also verstärkte Bindungskräfte von Frau S. gefordert. Bindung stellte Frau S. her, indem sie für andere sorgte, vorzugsweise materiell – also mit Nahrung, indem sie Kleidung und Einrichtungsgegenstände kaufte für das Kind oder indem sie die Kinder chauffierte. Das zweite Kind bestand auf den einmal eingeführten Bindungsritualen und forderte sie ein. Je mehr sich Frau S. um ihr sich ablösendes Kind »bindend« kümmerte, umso stärker wurden die Ansprüche des gebundenen Kindes. Es forderte das Gleiche ein, was der Schwester angeboten wurde. Frau S. entsprach dem Verlangen ihres zweiten Kindes, denn es war ja »ihre Aufgabe«. So erschöpfte sich Frau S. nahezu vollständig in ihrer Energie. Sie formulierte: »Ich kann nichts mehr geben. Ich bin ganz leer.«

Beide Konflikte zusammen warfen Frau S. auf sich selbst zurück. Sie musste erkennen, dass sie von ihrer eigenen orangefarbenen Energie abgab, die so ihrer eigenen vitalen Versorgung fehlte. Sie nährte sich selbst nicht mehr. An persönliches Wachstum, an die Entwicklung eigener Interessen oder Pläne dachte sie wie an eine Utopie. Wenn sie von sich erzählte, griff sie auf die Zeit ihrer Ausbildung zurück, die mehr als zwanzig Jahre zurück lag, als sei seitdem nichts Wesentliches mehr in ihrem Leben geschehen. Sie hatte sich aufgegeben, während sie scheinbar ihre Aufgabe erfüllte. Selbstverwirklichung war kein Thema. Sie fühlte sich persönlich leer und mangelhaft. Die Geborgenheit der Familie bot ihr nur noch Enge und Langeweile. Sie fühlte sich niedergeschlagen bis zur Depression. Sie war im Gewohnten erstickt.

In einer solchen Situation fühlt ein Mensch natürlich Hunger. Um genau zu sein, fühlte sie Lebenshunger. Sie wusste nicht, wie sie ihn stillen sollte. Es fehlte ihr an geistiger Beweglichkeit, denn zu verfangen war sie in ihrem Alltagstrott der Pflichten, als dass sie Neues auch nur erblicken konnte, geschweige denn angehen.

Wenn wir hungern oder dürsten, greifen wir nach allem, was essbar oder trinkbar erscheint. Es entwickelt sich eine Besessenheit, eine Gier. Diese kann sich äußern, indem wir uns mit Nahrung förmlich voll stopfen, über jedes Maß hinaus. Es werden Suchtmerkmale entwickelt. Objekt unserer Sucht kann fast alles sein. Was auch immer an Verhalten das Maß regelmäßig überschreitet, ist geeignet, Süchtigkeit anzuzeigen. Süchtiges Fernsehen etwa fällt zunächst kaum jemandem auf. Bis ein Mensch zum Alkoholiker wird, kann er lange Zeit über den Durst trinken. Das Verlangen zielt nicht mehr auf Sättigung ab, sondern erschöpft sich in sich selbst. Hunger weckt Hunger trotz Essen, anstatt Sattheit zu bewirken. Es wird das Falsche zugeführt, etwas das nicht nährt. Bei jeder Sucht nehme ich als Erstes diesen hungrigen Wolf im Unterbauch wahr, das leere Vitalitäts-Chakra.

Suchtverhalten ist ein Irrweg, der von der Person selbst weg und immer nur im Kreise führt. Hauptmerkmal des süchtigen Verhaltens ist die Flucht vor dem, was Befriedigung bringen könnte, während es zugleich die außer Kontrolle geratene Jagd nach Befriedigung ist. Das Ziel ist unklar, nämlich welcher Art die Befriedigung sein soll, und das Tempo ist übermäßig, in dem geflohen bzw. gejagt wird. Hier fällt mir ein, wie ich immer wieder erlebt habe, dass Süchtige nicht zu fassen sind. Außer auf das Tempo, führe ich das zurück auf ihr orientierungsloses Befinden, das sie auch im Kontakt zeigen. Was sie sagen, bleibt nicht zu fassen. Sie machen nicht nur anderen, sondern in erster Linie sich selbst etwas vor, meist bezüglich ihres vorgeblichen Zieles. Es ist ein Gemeinplatz, dass es Süchtigen an Geborgenheit mangelt, der positiven Qualität des Vitalitäts-Chakras.

So zeigt ein prinzipiell gestörtes Sakral-Chakra an, dass man sich um seine Ernährung kümmern muss, auf konkreter wie auf symbolischer Ebene. Wenn man gut »genährt« ist, fühlt man sich geborgen. Es ist einiges an detektivischer Arbeit nötig, bis man herausfindet, was einen wirklich nährt, was Geborgenheit vermittelt. Es sind nicht immer die Dinge, die man in der Kindheit erfahren hat. Manchmal lernt man als Erwachsener, dass gerade das, was in der Kindheit nicht gelehrt wurde, ja wovor gewarnt wurde, das Nährende ist für die eigene Seele. Vielleicht war man immer gehorsam, ordentlich, erfüllte seine Pflichten – und sollte doch endlich ein Abenteuer wagen. Frau S., die scheinbar in Selbstlosigkeit aufging, hungerte nach sich selbst – und wagte es nicht, »egoistisch« zu sein.

Eine Freundin von mir, die mit einem Kind von 1½ Jahren lebte und im Mutter-Sein versank, erzählte mir, dass sie das dringende Bedürfnis habe, sich ein orange-farbenes Kleidungsstück zu kaufen. Was das wohl bedeute? Ich meinte, dass es bedeutete, sie solle sich um ihre seelische und geistige Nahrung kümmern. Sie war als ausgesprochen intellektuelle Frau in der aktuellen Situation einfach unterfordert. Sie brauchte etwas für sich, was ihr das Kind (noch) nicht geben konnte – geistige Anregung etwa, intellektuellen Austausch und Kontakt mit anderen Erwachsenen, unabhängig von »Kinder-Themen«.

Die Energie des Vitalitäts-Chakras ist die des Nährens. Fragen Sie sich also: »Was nährt mich?« und »Was nähre ich?« Finden sie heraus, was Sie befriedigt, was Sie satt und zufrieden macht auf körperlicher, seelischer und geistiger Ebene. Finden Sie ebenso heraus, wen bzw. was Sie nähren mit Ihrer Zuwendung auf körperlicher, seelischer und geistiger Ebene. Stellen Sie sich auch schonungslos die folgenden Fragen: Wollen Sie Ihre Kraft dort hinschicken? Sind Sie grundsätzlich im Einklang damit, Ihre Energie dorthin zu investieren? Wenden Sie all Ihre Energie auf für ein »Objekt«? Empfinden Sie diese Energie-Bündelung als Konzentration oder als einengend? Zerstreuen Sie Ihre Energie in verschiedene Richtungen so, dass

Sie sich gleichsam auflösen, dass nichts mehr von Ihnen für Sie selbst übrig bleibt? Oder fühlen Sie das Energie-Zerstreuen als ein In-die-Welt-Strahlen?

Wenn sich Ihre Unausgeglichenheit im Vitalitäts-Zentrum befindet, so besteht Ihre tägliche Aufgabe der Sorgfalt für sich selbst darin, Ihre wirklichen Bedürfnisse zu stillen. Finden sie heraus, was Ihr Hunger auf seelischer und geistiger Ebene ist, erspüren Sie, wonach es Sie zurzeit in Ihrem Leben dürstet und erfüllen Sie sich Ihre Bedürfnisse. Erinnern Sie sich: Es geht bei der Energie des Sakral-Zentrums um Ihr Wachstum. Machen Sie sich klar, auf welcher Ebene Sie sich weiter entwickeln, in welche Richtung Sie wachsen wollen, und begeben Sie sich dorthin und sorgen Sie da für Ihre Ausdehnung. Sie wollten schon immer studieren? Tun Sie es. Das Bedürfnis nach geistigem Zuwachs kann sich im Unterbauch bemerkbar machen. Sie neigen dazu, sich beständig zu versichern, dass Ihr Vater – längst gestorben oder schon alt geworden – Ihr Verhalten billigen würde, wenn er es sähe. Auch das ist ein Hinweis auf den Bereich, in dem für Sie Wachstum ansteht. Werden Sie Ihre eigene Autorität.

Übung

Öffnen Sie Ihre Chakras mit der Ihnen gebührenden Sorgfalt. Verbinden Sie sich mit der Erde und mit dem Himmel und vergewissern Sie sich Ihres Aufgerichtet-Seins. Fühlen Sie Ihre Verbindungen mit der Welt über jedes Chakra. Atmen Sie bis in die Tiefe Ihres Unterbauches und werden Sie ruhig.

Jetzt stellen Sie sich vor, Sie seien ein Baum. Visualisieren Sie Ihre Gestalt als Baum. Sind Sie gleichmäßig gewachsen? Neigt sich Ihre Krone nach der einen Seite, als hätte der Sturm Sie gebeugt? Tragen Sie die Laubfülle des Sommers oder ragen Ihre kahlen Winteräste in den grau verhangenen Himmel? Sind Sie ein immergrüner Nadelbaum inmitten von bunt gefärbten Laubbäumen? Stehen Sie allein für sich, stolz erhoben, um Sie herum eine weite Ebene, in die Sie Ihre Wurzeln ausdehnen können? Lassen Sie sich Zeit, um wahrzunehmen, wie Sie sich in Ihrer Umgebung befinden. Nun kehren Sie in das Innere Ihrer Baum-Gestalt ein und erfühlen Sie diese. Spüren Sie, wie Sie im Boden verwurzelt sind, fühlen Sie den großen Wurzeln nach, wie sie sich verzweigen in kleinere, wie sie sich immer weiter verästeln bis in feinste Saugwürzelchen. Nehmen Sie wahr, wie Sie mit diesen feinen Wurzelfasern die Feuchtigkeit der Erde aufnehmen und sie aufwärts transportieren. Spüren Sie, wie sich die Tröpfchen vereinen zu einem Strom, der den Stamm empor fließt bis zu den großen Ästen, sich weiter verzweigt und schließlich bis zu Blättern, Blüten oder Früchten gelangt, um diese zu nähren. Spüren Sie das Wachstum. Nehmen Sie wahr, wie die Blätter das Licht des Himmels einsaugen und verwandeln in Energie, die den umgekehrten Weg geht – aus den Blättern abwärts in Zweiglein, ins größere Holz, den Stamm hinab, in die Erde hinein durch Wurzeln und Würzelchen bis in jede Faser des Baumes, die in der dunklen Erde verborgen ist. Geben Sie sich dieser zweifachen

Nahrungsaufnahme hin, jener aus der Erde und jener vom Himmel. Spüren Sie, wie Sie unterschiedlich aufnehmen, was Ihnen Ihre Umgebung gibt. Spüren Sie, wie Sie sich unterschiedlich genährt fühlen.
Wenn Sie satt sind von Ihrer Erfahrung als Baum, dann kehren Sie langsam und behutsam zurück in Ihre menschliche Gestalt, fühlen Sie noch einmal nach, an welcher Stelle Ihres menschlichen Körpers der Boden den Baum umfing und an welcher Stelle Ihres menschlichen Körpers die Krone des Baumes sich ausbreitete. Spüren Sie den Himmel über Ihrer Krone und vergewissern Sie sich der Erde, die Sie trägt.

Wenn Sie Ihre Meditation noch einmal überdenken, finden Sie heraus, in welche Richtung Sie gewachsen sind. Haben Sie Ihre Früchte genährt? Legten Sie all Ihre Kraft in das Wachstum des Stammes? War es Ihnen das Wichtigste, Ihre Zweige in den Himmel auszustrecken oder sie auszubreiten, so weit Sie es vermochten? Konzentrierten Sie sich auf Ihr Blühen? Wendeten Sie die meiste Zeit Ihre Aufmerksamkeit ins Erdreich zu den Wurzeln? Denken Sie darüber nach, was Ihnen als Mensch Ihr Blühen, Ihr Stamm, Ihre Zweige, Ihre Wurzeln sind. Fühlen sie nach, auf welche Weise Sie sich gut genährt gefühlt haben in Ihrem Baum-Dasein. Vielleicht ergibt sich da eine neue Erfahrung für Ihr Mensch-Sein. Waren Ihnen die Vögel wichtig, die in Ihrer Krone nisteten? Haben Sie besonders genossen, wie der Wind in Ihren Blättern spielte? Vielleicht nährt es Sie, wenn Sie mit anderen reden oder Musik hören, ähnlich als wenn Sie essen. Finden Sie es heraus.

Beschäftigen Sie sich gründlich und ausführlich mit dem, was alles Ihnen Nahrung bedeuten kann.

Egoistisch sein heißt, sein Ich zu entfalten. Das Ich-Gefühl sitzt im Sonnengeflecht. Ein übermäßig entwickeltes Sonnengeflecht wirkt in sozialen Zusammenhängen unangenehm auf die anderen. Die Unterversorgung des Solarplexus erlebe ich häufig wie eine Delle in der Magengrube. Ein ›Loch‹ im Sonnengeflecht entspricht auf der subjektiven Gefühlsebene des betroffenen Menschen einem Gefühl von Minderwertigkeit. Menschen, die sich fortgesetzt sozusagen dafür entschuldigen, dass sie auf der Welt sind, gehen ihren Mitmenschen auf die Nerven. Menschen, die im unbeirrbaren Gefühl ihrer eigenen Wichtigkeit herumstolzieren, provozieren den gleichen Überdruss in ihrer Umgebung. Eine energetische Unterversorgung im Solarplexus vermittelt ein Gefühl von Ich-Schwäche. Ich-Schwäche produziert Versagen. Das gut entwickelte Sonnengeflecht gehört zu Menschen, die ihre Individualität angemessen, aus einem Gefühl der Ich-Stärke heraus leben. Ich-Stärke produziert Gelingen. Das Gelingen hängt ab von der Zuversicht.

Das Sonnengeflecht ist die Sonne unserer Persönlichkeit. Wenn sie scheint, fällt es uns leicht, Freude zu empfinden. Wenn sie verdunkelt ist, kommen wir nur schwer zur Freude durch. Das Gefühl von persönlichem Ungenügen, das Gefühl zu versagen oder versagt zu haben, nimmt hier seinen Ursprung. Dies geht häufig einher mit einer Schwäche im Rücken, in Höhe des Solarplexus. Schmerzen an dieser Stelle vermitteln den Eindruck, als könne der Rücken leicht durchbrechen. Hier mangelt es an Rückhalt. Wenn ein Kind nicht genügend emotionalen Rückhalt in seiner Familie erfährt, entwickelt es mit großer Wahrscheinlichkeit kein besonderes Selbstwertgefühl, sondern empfindet sich eher als minderwertig. Diese Erfahrung kann einen Menschen begleiten bis ins Erwachsenenalter.

Gegen ein Gefühl von Minderwertigkeit kann kein Mensch mit Argumenten angehen. Große Erfolge lassen sich erzielen, indem man Klienten mit schwachem Selbstwertgefühl veranlasst, sich im Aus-Strahlen vom Sonnengeflecht her zu üben.

Einmal berichtete mir ein Zwölfjähriger, wie er von einem Mitschüler gehänselt wurde. Ich konfrontierte ihn mit seinem »Feind«, indem ich ihm einen Stuhl gegenüberstellte, der seinen Mitschüler repräsentieren sollte. Wir erfühlten, dass der Junge, mein Klient, angesichts dieses Gegenübers ein unangenehmes Gefühl in der Magengrube hatte. Mir kam es vor wie eine Delle an der Stelle, an der bei ihm das Sonnengeflecht sitzt. Ich schlug ihm vor, die Augen zu schließen und sein Sonnengeflecht zu einer strahlenden Sonne zu machen. Er tat es. Als er die Augen wieder öffnete, antwortete er auf meine Frage, ob sich nun etwas verändert hätte: »Der sieht nicht mehr so gemein aus.«

Mit dieser Intervention holte ich den Jungen zunächst aus der Situation heraus, indem ich ihn auf sich selbst zurückführte. Ohne dass ich am äußeren Aufbau der therapeutischen Situation etwas veränderte, gelang es ihm, sich auf sich selbst zu konzentrieren, indem er einfach die Augen schloss und in sich ging. Sich auf sein Ich-Gefühl zu konzentrieren, verändert – ohne äußeres Einwirken. – eine Situation, die einem unangenehm ist und in der man sich ausgeliefert und unterlegen fühlt. Durch Konzentration auf Ihr strahlendes Sonnengeflecht werden Sie sich in einer solchen Lage besser fühlen, weniger unangenehm, weniger unterlegen und nicht mehr so ausgeliefert.

Ein Mann berichtete mir, dass er als Kind, wenn er Angst hatte, seine Hand auf den Bauch, genauer gesagt auf sein Sonnengeflecht, zu legen pflegte und sich so unverzüglich und sicher selbst beruhigte.

Energetische Unausgeglichenheit im Sonnengeflecht offenbart sich unmittelbar im sozialen Kontext. Wenn das Ich nicht ausgeglichen ist, erweist sich das am Du. Sozialen Schwierigkeiten auszuweichen, ist nicht möglich. Eine Schwäche im Solarplexus erzwingt die Behandlung. Umgekehrt gilt: Indem man sein Sonnengeflecht energetisch ins Lot bringt, glätten sich aufgewühlte soziale Beziehungen. Man verändert sein soziales Umfeld durch Konzentration auf seine persönliche Ausgeglichenheit.

Wenn ich mich mit eingedrücktem Sonnengeflecht in die Welt begebe, provoziere ich, dass andere auf mein verhaltenes Leuchten reagieren, indem sie ihrerseits das Licht ihres Solarplexus ausbreiten. Auf der Verhaltensebene zeigt sich dieses Spiel komplementärer sozialer Kräfte als ein Zurücknehmen von Aktivität von mir, auf das andere reagieren mit Vordringen ihrer Aktivität. Wahrscheinlich fühle ich mich dann bedrängt. Möglicherweise genießen sie ihre Überlegenheit, vielleicht fühlen sie sich auch durch diese Situation überfordert. Es entsteht Ärger. Bei mir kann Ärger entstehen, weil ich das Gefühl habe, nicht zum Zug zu kommen wegen dieser »aufgeblasenen« Kontrahenten, die mir meinen Raum nicht lassen. Oder sie ärgern sich darüber, dass sie sich im Zusammenhang mit mir immer furchtbar anstrengen müssen, weil ich Ihnen alles an Last, Initiative und Verantwortung zuschiebe und mich selbst ausruhe oder sogar »hängen lasse«, während Sie sich abrackern. Im umgekehrten Falle, wenn ich mit aufgeblähtem Sonnengeflecht in die Welt gehe, werden sich einige reflexartig zurückziehen um nicht mit mir zu kollidieren, oder ich befinde mich unversehens im Konkurrenzkampf.

Wer im Sonnengeflecht nur über schwache Energie verfügt, fühlt sich ganz schnell kritisiert und die Kritik trifft ihn im Inneren. Unabhängig von einer bestimmten Person begegnet es einem immer wieder, dass sich ähnelnde Begebenheiten ereignen. Die Ursache dafür liegt in uns selbst, nicht in der unglücklichen Umgebung, die uns wieder und wieder überrollt.

Eine typische Erfahrung von Menschen mit unausgewogener Energie im Sonnengeflecht ist das Involviert-Sein in einen Machtkampf. Die Konstellation ist die der Konfrontation zwischen zwei Parteien. Beide Parteien beanspruchen für sich, im Recht zu sein, und weisen der anderen Partei das Unrecht zu. Es gibt nur richtig und falsch. Verbindung miteinander ist ausgeschlossen, denn richtig und falsch sind strikt voneinander getrennt. Jede Bewegung der beiden Kontrahenten stagniert. Beide verharren unverrückbar in den eingenommenen Positionen. Diese Beharrlichkeit führt einerseits zur Verhärtung der Fronten, die keinen Kompromiss erlaubt, andererseits besteht die Tendenz, den Konflikt auszuweiten, indem immer neue »Hilfstruppen« zum Beweis herangezogen werden. Mit einem Machtkampf lässt sich mühelos ein ganzes Leben be-»streiten«.

Es ist dabei unerheblich, ob der Mensch, der sich im Machtkampf verstrickt befindet, als Rechthaber oder als Opfer auftritt. Die Rollen können im Laufe eines Lebens durchaus gewechselt werden. Die Rechthaberin ist in ihrem Ich-Gefühl zu schwach, um die vermeintliche Niederlage einzustecken, in einer Sache zurückzutreten und so auf ihr subjektiv empfundenes Recht zu verzichten. Der Mensch in der bedrängten Rolle, dem sein ebenfalls subjektiv empfundenes Recht abgesprochen wird, leidet ebenfalls an Ich-Schwäche, die sich in mangelhafter Strahlung des Sonnengeflechtes äußert. Aus der Rolle des Opfers herauszutreten und der Widersacherin entgegenzutreten, ebenso die andere Partei stehen zu lassen und zu gehen, indem ich auf das Beharren auf mein Recht bzw. auf die Verteidigung meiner schwachen Position verzichte, sind beides Möglichkeiten, die Situation des Machtkampfes aufzulösen.[8] Häufig ist mit der Auflösung der Kampf-Situation die Lösung der Beziehung verbunden. Die »Lösung« ist gleichbedeutend mit dem Abbruch des Kontaktes, denn selbstverständlich können sich zwei, die im Machtkampf begriffen waren, nicht einig werden über den Zeitpunkt der Beendung des Konfliktes.

Die Aufhebung des Machtkampfes setzt voraus, dass sich die beiden Parteien verbinden, in Kontakt treten, also Kehlkopf- und Herz-Zentrum öffnen, die eigene Energie geben und die Energie der anderen Partei aufnehmen. Erst wenn beide wieder miteinander in Berührung sind, die Trennung aufgehoben haben und einander selbst verziehen haben, ist der Machtkampf endgültig gelöst. Dies erfordert die Einigkeit beider Parteien. Ist auch nur eine Beteiligte des Machtkampfes nicht bereit, auf ihr Recht-Haben zu verzichten, gibt es keine Lösung. Es gibt nur die Möglichkeit des Rückzugs von der beharrenden Partei.

Ich habe Ehepaare im Machtkampf erlebt, die bereit waren, einander neu zu begegnen, deren Sehnsucht nach Berührung größer war als ihr Wille sich durchzusetzen. Es gibt jedoch Paare, die so aussichtslos im Machtkampf verstrickt sind, dass ihnen nur die Trennung bleibt, mit dem Auslöschen jeglicher Beziehung. Bei solchen Paaren sind die Unterschiede unüberbrückbar geworden. Die Entwicklung der beiden ging möglicherweise in verschiedene Richtungen. Oder ein Teil des Paares hat ein Stück Weg zurückgelegt, das den anderen Teil des Paares hoffnungslos zurücklässt. Dies ist leider manchmal die schmerzliche Erfahrung, wenn sich eine Person ihrem spirituellen Wachstum zuwendet. Die Möglichkeit, gemeinsam Wahrheit zu erleben, erachte ich für grundlegend für eine Liebesbeziehung, auch für eine freundschaftliche Beziehung. Wenn sich die Beteiligten auf unterschiedlichen Ebenen des Wahrnehmens und des Erfahrens ihrer Wahrheiten befinden, die eine Überbrückung durch gegenseitiges Verstehen ausschließt, wird die Beziehung inhaltsleer. Ich denke, man darf gehen, um sich neuen Inhalten zu öffnen. Man wird trauern um das Verlorene und wird wütend sein über den Verlust, doch es ist sicher weiterem Leben und weiterer Entwicklung förderlich, sich neuem Gewinn in neuen Beziehungen zuzuwenden.

Übung

Öffnen Sie in der Ihnen vertrauten Weise Ihre Energiezentren und spüren Sie das Fließen vom Himmel zur Erde und das Fließen von der Erde zum Himmel. Fühlen Sie Ihre Chakras einzeln durch und spüren Sie auf jeder Ihrer Energie-Ebenen das Strömen der Energie von innen nach außen ebenso wie von außen nach innen. Erkunden Sie Ihr Strömen nach außen und Ihr Strömen nach innen. Nehmen Sie sich in Ihrer Gesamtheit wahr, wie Sie in den

verschiedenen Bereichen Ihres Körpers, des Abbilds Ihrer Seele, ausstrahlend oder aufnehmend sind.
Stellen Sie sich vor, Sie befinden sich in ihrem Meditations-Garten. Betrachten Sie genau den Ort, an den Sie sich begeben haben, setzen Sie sich ins Verhältnis zu der von Ihnen gewählten Umgebung. Wenn Sie sich Ihrer Position ganz bewusst sind, lassen Sie den Menschen vor sich erscheinen, der für Sie im Augenblick am wichtigsten ist. Wundern Sie sich nicht, wenn nicht die Person erscheint, die Sie erwartet haben. Machen Sie sich das Verhältnis zu Ihrem Gegenüber ebenso bewusst wie zuvor Ihr Verhältnis zu Ihrer Umgebung. Fühlen Sie der Bezogenheit zwischen sich und Ihrem Gegenüber nach. Wenn Sie Ihrer beider Position ausgelotet haben, fassen Sie den Entschluss, sich Ihres energetischen Austauschs anzunehmen. Beginnen Sie zu spüren: Empfinden Sie die Energie Ihres Wurzel-Chakras, seine Ausstrahlung und das Einsaugen der roten Energie. Dann fühlen Sie zu der roten Energie Ihres Gegenübers: Sehen Sie die Farbe? Gibt es einen Austausch? Gibt es ein Verdrängen zwischen den beiden Energien oder ein Verschmelzen? Ermitteln Sie die Grenze zwischen Ihnen beiden. Stellen Sie sich innerlich die Frage nach der Bedeutung Ihrer Energie-Mischung und nehmen Sie die Antwort, die sich einstellt, an. Gehen Sie dann weiter zum orange-farbenen Chakra und verfahren Sie dort genauso wie beim roten Energie-Zentrum. Achten Sie auf Unterschiede in der Farbschattierung, erfühlen Sie die Ausdehnung von sich und von Ihrem Gegenüber, ermitteln Sie die Bedeutung von Berührung, Überlappung, Grenze

oder Kluft. Erfassen Sie die Art Ihres Kontakts. Begeben Sie sich auf die Ebene des Solarplexus und spüren Sie auch hier der speziellen Weise des Kontaktes nach, die sich zwischen Ihnen und der Person, die zurzeit für Sie am wichtigsten ist, ereignet. Gehen Sie zum Herzen und betrachten Sie die Art, wie Sie einander mit diesem Zentrum begegnen. Spüren sie die Energie Ihrer Kehlkopf-Chakras, bindend und trennend. Erfahren Sie die Berührung mittels des Dritten Auges. Und fühlen Sie, wie sich Ihre Kronen-Chakras verhalten im Kontakt zueinander. Wenn Sie sämtliche Energie-Zentren durchgefühlt haben, bedanken Sie sich bei Ihrem Gegenüber, der wichtigsten Person in Ihrem aktuellen Leben, und seien Sie wieder für sich. Betrachten Sie sich noch einmal allein in Ihrem Meditations-Garten mit Ihren Regenbogen-Farben im Verhältnis zu Ihrer Umgebung, und kehren Sie gelassen zurück in Ihr alltägliches Leben.

Die Menschen, denen wir begegnen, sind uns geschickt, damit wir uns mit ihnen entwickeln. Wir können uns entwickeln, indem wir annehmen, was wir als für uns geeignet erkennen. Wir können uns auch entwickeln, indem wir ablehnen, was wir für uns als ungeeignet erkennen. Die Wahrnehmung der persönlichen Grenze ist definierend für das Ich-Erleben. Grenzen legen fest, was als das Innere bezeichnet wird und was als außen liegend angenommen wird.

Mit einem ausgewogenen Solarplexus-Chakra gelingt es uns, gelassen »Ich« zu sein und andere ebenso gelassen ihr Ich ausbreiten zu lassen. Wir begegnen anderen, ohne dass ein

Gefühl von Verlust durch die Gegenwart der anderen entsteht. Wir leben in einem prinzipiellen Gefühl von Akzeptanz uns selbst und auch allem gegenüber, das nicht Bestätigung unserer selbst ist, sondern abweicht von dem, was wir selbst für uns für richtig halten. Mit einem energetisch ausgeglichenen Sonnengeflecht ist man in der Lage, Differenzen bestehen zu lassen zwischen sich und dem Außen, ohne sich bedroht zu fühlen. Man ist sogar in der Lage, in sich selbst Widersprüche als solche zu erkennen und sein zu lassen. Wir können Vielfalt als bereichernd ansehen, während wir definitiv zu der einen Sache ja und zu einer anderen Sache nein sagen. Man kann die Vielfalt der Welt als die Möglichkeit individueller Wahl hinnehmen, ohne dass man Wegweiser und Richtlinien benötigt, die einem ein Urteil abnehmen, was einem – im Moment – als geeignet erscheint.

Um Ihrer augenblicklichen Bewertung auf die Spur zu kommen, gehen Sie folgenden Fragen auf den Grund: Wodurch fühlen Sie sich als Person stark und anerkannt? Welche Menschen ernten Ihre Anerkennung für die Stärke, die sie zeigen? Finden Sie bei anderen das Gleiche stark, was Sie bei sich als stark empfinden? Die Fragen, die Sie sich im Umgang mit einer Schwäche Ihres Sonnengeflechtes stellen sollten, lauten: »Was stärkt mich?« und »Was stärke ich?« Sie können auch danach fragen, wen Sie stärken und durch wen Sie gestärkt werden. Es genügt vorerst, sich darüber klar zu werden, wohin Sie Ihre Zuwendung fließen lassen und woher Sie Ihre Stärke beziehen. Es wird Sie vermutlich überraschen. In den seltensten Fällen wissen wir, wie es um unsere eigene Kraft bestellt ist. Wichtig ist, sich immer wieder vor Augen zu führen, dass Veränderung Grundbedingung des Lebens ist, dass die heutige Wahl einen nicht für alle Zeiten festlegt, sondern dass die Möglichkeit offen steht, morgen eine neue Wahl zu treffen, die neue Qualitäten vermittelt.

Das Herz-Chakra

Das Herz, das Zentrum der Liebe, ist das einzige Energiezentrum, an dem ich in der Therapie direkt arbeite, wenn es schmerzt. Bei allen anderen Zentren bevorzuge ich bei Blockierungen das indirekte Herangehen. Das Herz ist stark, und vom Herzen aus vollzieht sich Heilung. Wann immer irgendetwas im Körper schmerzt, tritt die Heilung vom Herzen her ein.

»Gehe in dein Herz«, ist meine häufigste Anweisung an meine Klientinnen. Das hört sich ungewohnt an, doch fast allen gelingt es auf Anhieb. Probieren Sie es selbst aus. Auch die Fragen: »Was sagt dein Herz?« oder »Wie fühlt sich dein Herz an?« sind hilfreiche Hinweise, wenn sich ein Mensch in Gedanken, die in ihrer Überfülle oft verwirrend sind, verliert. Wenn Sie von Ihrem Herzen nur wissen, dass es da ist, dass es schlägt, dann sollten Sie Ihre Hand auf Ihr Herz legen, um es tatsächlich zu fühlen. Spüren Sie den Rhythmus Ihres Herzens. Der Rhythmus des Herzens gibt Ihnen das Maß Ihrer Bewegung. Wenn Sie aufgeregt sind, schlägt Ihr Herz schneller: Sie sind bewegt. Auch heftige Freude beschleunigt Ihre Herz-Tätigkeit. Die Folge ist stärkere Durchblutung des gesamten Körpers. Sie spüren Belebung.

Eine Frau in meinem Bekanntenkreis, die gewohnt ist zu planen, wie ihr Leben verläuft, hat alles bestens im Griff. Alles hat seine Ordnung – die Arbeit, der Urlaub, die Freizeit, ihr Kind, die Schwierigkeiten des Lebens. Sie ist eine praktische, tüchtige Frau, die mit den Problemen des Alltags fertig wird. Entspannung wird mit System eingebaut. Alles klappt vorzüglich. Wenn ich mit ihr in Kontakt trete, fühle ich Unbehagen.

Zugleich fühle ich, wie ich mich drossele in meinem Ausdruck und in meinem Empfinden. Sobald ich gesprächsweise auf ein intensives Thema komme, das nicht in oberflächlicher Weise abgehandelt werden kann, weicht sie mit bedauernder Miene aus, um sich etwas zuzuwenden, was nett, freundlich und seicht ist. Ab und zu flackert ihre Unzufriedenheit auf. Sie wird schnellstens wieder eingepackt. Die Männer, die sie sich aussucht für nähere Beziehungen, sind ihr weit unterlegen. Wenn ein Mann ihr auf die Nerven geht – was regelmäßig nach kurzer Zeit eintrifft – schüttelt sie ihn ab wie ein Hund das Regenwasser. In der ersten Phase von häufig wiederkehrender Verliebtheit mit je wechselnden Objekten gerät sie ins Schleudern. Kurzfristig empfindet sie die Intensität eines voll gelebten Lebens – um den Mann dann ganz schnell in ihr wohl organisiertes Leben einzubauen, neben die Saunabesuche und weitere angenehme Freizeitaktivitäten. Eine organisatorische Lösung für Gefühle tötet sie. Die Gefühle, alles wird langweilig. Ratlosigkeit und Leere stellen sich ein angesichts einer solchen Perfektion im Organisieren von Lebendigkeit. Da alles klappt, da das Äußere zu gelingen scheint, gibt es keinen Aufhänger für irgendeine neue Orientierung. Kontrolle verhindert das Lieben. Wenn Sie Kontrolle ausüben, geschieht nichts Überraschendes mehr – das Leben wird todlangweilig. Die Langeweile und die Leere drängen diese Frau, etwas anderes zu suchen. Sie lechzt nach Neuem, nach dem, was sie wirklich zufrieden machen kann, nach dem »Wahren« in ihrem Leben. Das alles findet sich jedoch in keinem Abenteuer-Urlaub, wie sensationell er auch inszeniert sein mag. Es findet sich *hier und jetzt*, wenn sie ihr Herz den gegenwärtigen Eindrücken öffnet. So äußert sich eine prinzipielle Schwäche dem eigenen Herzen gegenüber. Es ist nicht so, dass das Herz selbst schwach ist, es wird ihm nur oftmals nichts an Gefühls-Intensität zugemutet.

Das Herz weist den Weg. Abweichungen vom Weg können dem Herzen gut tun, weil Zielstrebigkeit auf Dauer in seiner Einspurigkeit auslaugt. Dann ist ein wenig Abwechslung im Tempo und in der Richtung genau das, was regeneriert. Nach einem kleinen Umweg durchs Dickicht kann man erleichtert aufatmend wieder auf die schnurgerade Straße zurückkehren, um den gewählten Weg weiter zu verfolgen bis zu dem gesetzten Ziel. Abweichungen vom Weg können sich zu Verirrungen ausweiten, so dass das Ziel aus den Augen, gar aus dem Sinn verloren wird. Im Herzen sitzt der »Kompass«, der die Orientierung gibt auf das Ziel hin. Es gibt so etwas wie den *Weg*. Es ist das, was das Herz – und damit alle Sinne – belebt. Der *Weg* ist das, was einen Menschen fordert. Manchmal ist das zu viel, dann weicht man aus, lässt sich ein bisschen hängen, vorgeblich zur Erholung – aber gelegentlich versackt man in den seichten Gefilden der Entspanntheit des Gewohnten. Ein bisschen Spannung könnte dann eher die neue Lebenslust bringen, die im Allgemeinen vom Urlaub erwartet wird. Wenn diese Fehlorientierung andauert, wenn die innere Orientierung verloren geht, gerät der Mensch in eine Depression. Depression ist Orientierungslosigkeit. Sie kann sich entwickeln aus dem Kleinmut heraus, der verhindert, sich zu sich selbst zu bekennen, trotz des inneren Wissens um die Wichtigkeit dessen, was die Stimme des Herzens sagt. Das kann geschehen, weil man zu sehr nach außen gewandt ist und so die innere Stimme überhört. Dies ist auch eine Art, sich selbst nicht wichtig zu nehmen, jedenfalls nicht so wichtig wie die anderen. Sie sind der (die) Experte(in) für sich. Niemand sonst. Vielleicht verleiht dieses Wissen den Mut und die Beherztheit, der eigenen inneren Orientierung zu folgen. Denn das Erwachsen-Sein bringt es mit sich, dass niemand mehr mit Lob und Tadel die Richtung lenkt. Keine Mutter, kein Vater, keine Lehrerin sagt: »So ist es richtig, kein Fehler.« Plötzlich liegt alle Verantwortung für die Richtigkeit des Handelns in den eigenen Händen. Die Erkenntnis, dass es nichts universell Richtiges gibt, dass es kein »Handbuch für die korrekten Entscheidungen im Leben« gibt, in dem bei Bedarf nachgelesen werden kann, führt dazu, in sich in einer Weite zu finden, die mit Haltlosigkeit konfrontiert, jedenfalls dann, wenn man an eine Art Geländer gewöhnt war, das am Wegrand die Richtung bestimmte. Das Geländer besteht häufig aus einer Ansammlung von Vorurteilen, die Sie von Kindesbeinen an für Wahrheiten hielten und noch halten, weil sie einem von Eltern, Lehrern und der gesamten sozialen Umgebung wiederholt vorgehalten wurden. Das fängt mit der Frühstückskultur an und reicht bis zu Vorstellungen darüber, was eine gelungene Lebensbewältigung ist.

Eine Gefahr, auf dem Wege vom Erzogen-Sein zu sich selbst hin, ist die, dass die innere Stimme verwechselt wird mit der der Eltern oder anderer bedeutsamer Bezugspersonen. Häufig erscheint das gewohnte Geländer aus Vorurteilen sicherer als die Weite ohne Halt. Aus Angst vor dem Neuen, vor der Weite, die sich eröffnet, wenn ein Mnesch zu sich selbst kommt, bleibt sie oder er in der altbekannten Kinderwelt und nimmt dort die Rolle ein, die Vater oder Mutter ihr oder ihm zugedacht hatten.

Jeder kennt den Satz: »Mein Kind soll es mal besser haben als ich«, der von wohlmeinenden Eltern ihrem Nachwuchs mitgegeben wird, als Zeichen ihrer Liebe und Fürsorglichkeit.

Leider fehlt in diesem Satz das Maßgebende für die Qualität, was das *Gute* oder gar das *Bessere* sein soll. Nur das Kind selbst weiß, auf welche Weise es sich gut fühlt, doch möglicherweise geht das nicht konform mit den Anschauungen und Einsichten der Eltern. In jedem Menschen liegt selbst sein eigenes Maß. Viele Eltern legen ihren Kindern die Welt in handlichen Stückchen zu Füßen und verlangen von ihnen, dass sie sie für sich in Anspruch nehmen, als ihr Eigentum oder als das, was ihnen zusteht durch Vaters oder Mutters Wunsch oder Verdienst. Sie dürfen ihr Leben nicht neu einüben, sie müssen mit dem von den Eltern Vorgefertigten Vorlieb nehmen. Sie dürfen nicht nach dem greifen, was in ihrer Reichweite ist, worauf sie Lust haben oder was sie interessiert, sie müssen das ihnen Vorgesetzte annehmen. Auf diese Weise werden die kleinen Menschen ihrer eigenen Orientierung entfremdet und versäumen es einzuüben, ihren eigenen Impulsen entsprechend zu handeln. Nach meiner Beobachtung werden alle Menschen mit der Fähigkeit und dem Wunsch nach Orientierung geboren. Diese Fähigkeit wird durch die Erziehung stark beeinflusst, weil kleine Kinder einfach noch nicht versiert sind im Umgang mit der äußeren Welt, die sie sich mit all ihren Sinnen auf jeweils unterschiedliche Weisen erobern wollen. Im Namen der Sicherheit wird der Halt durch Vorurteile für das Kind aufgebaut. Es wird in seiner individuellen Expansion beschränkt. Es ist die Aufgabe eines jeden Menschen, sein spezielles Maß an Spielraum zu erlangen und möglicherweise den ihm durch seine Umwelt vorgegebenen Raum zu überschreiten.

Bei den ersten Versuchen von Kindern, sich die Welt anzueignen, klappt es selten auf Anhieb. Sie machen »Fehler«, die vielleicht nur andere Erfahrungen als die erwarteten sind.

Daraus ergibt sich Neues. Auf dieses Neue sich einzulassen, damit zu experimentieren, es zu erleben in seiner Vielfältigkeit, es sich zu Herzen zu nehmen, dass etwas nicht klappt, genauso sein Herz daran zu erfreuen, dass das Neue Spaß macht, dies sind die Momente, die Lebendigkeit schenken. Da fühlen wir, wie unser Herz schlägt! Sich immer wieder auf Neues einzulassen, hält das Herz lebendig. Das Herz verlangt von einem, sich immer wieder in den Kreislauf zu begeben und auf etwas einzulassen, hindurchzugehen und Abschied zu nehmen – um Platz zu schaffen für Neues.

Es kommt vor, dass ein Fehler, ein Versagen einen Menschen so im Herzen trifft, dass sie oder er Angst entwickelt vor jedem neuen Versuch, der erneutes Scheitern mit sich bringen könnte. Diese Angst lässt manche sich zurückziehen vom Leben und veranlasst sie, nichts Neues mehr an sich heran zu lassen. Sie gehen in die Erstarrung. Dann sind sie fertig mit dem Leben, nichts Neues wird mehr zugelassen, das Leben ist abgeschlossen. Das findet sich nicht nur nach dem Scheitern, das stellt sich auch ein als Folge sich ständig wiederholenden Erfolgs, des Erfolgs der erbrachten Leistung. Der Mensch ist festgelegt auf das Ergebnis seines Bemühens, es gibt nur den einen Ausgang. Das Bemühen zeitigt die Früchte, die man sich vorstellt. Das von Menschen Machbare ist das Einzige, was existiert. Es ist eindeutig, was richtig ist und darauf zielt das Bemühen. Anderes wird rigoros ausgeschlossen. Man hat gelernt, brav gelernt, was einem vorgesetzt wurde. Der Erfolg erscheint als das Ergebnis des Bemühens. Eine solche Einstellung lässt so wenig Raum für Zufall. Es schürt das Feuer des Glaubens an das Vorbestimmte, das von Menschen Machbare; kein Hauch von Göttlichkeit hat dagegen eine Chance. Demut vergeht vor solcher Machtvollkommenheit. »Wenn ich mich nur genügend anstrenge, erreiche ich alles, was ich will.« Diese Maxime erlebt eine erschreckende Wiedergeburt in unserer Kultur. Leistung ist der Fetisch unserer Zeit. Aus diesem Fetisch erwächst unsagbar viel Unglück, etwa in sexueller Hinsicht. Geschehen lassen ist überhaupt nicht modern. Wie erklären sich Alter und Tod auf dem Hintergrund einer solchen Maxime? Was bedeutet Krankheit? Im System des Erreichbaren, der Vollendung durch stetiges angestrengtes Bemühen, kann Krankheit nur als Störung begriffen werden. So muss sie auch beseitigt werden. Fortschreitendes Alter, mit seinen Begleiterscheinungen von schwindender Leistungsfähigkeit, ist eine unaufhebbare Störung. Was ist der Tod? Ziel? Ist dann Abkürzung sinnvoll? Gnadenlos ist der Glaube an Leistung. Gnadenlos ist die Kultur des Erfolgreich-Seins. Leben ist mit einer solchen Grund-Einstellung eine Abfolge von festgelegten Abläufen mit definiertem Ziel. Der Mensch hat sie abzuleisten, und seine Seele bleibt auf der Strecke. Das Leben selbst lohnt sich nicht mehr. Auch dieser Weg führt zum Krankheitsbild der Depression.

Der Mensch kann nicht alles vorherbestimmen. Es gibt nicht den geregelten Lebenslauf. Kontrolle verhindert das Lieben. Wenn Kontrolle ausgeübt wird, geschieht nichts Überraschendes mehr – das geregelte Leben wird todlangweilig. Es gibt ein Quäntchen Unregelbares in jedem Menschen. Häufig gilt es als die Quelle des nicht Beherrschbaren, die Quintessenz des Chaos. Ich erlebe es als die Inspiration, den Ursprung der Kreativität, es ist der Funke *Leben*. Es, dieses Unfassbare, nicht Beherrschbare, ist Gegenstand meiner therapeutischen Arbeit. Aus diesem entsteht das Motiv »Ich will«, das mit der inneren Orientierung verbindet und den Menschen in Bewegung setzt.

Das Herz verlangt, immer wieder den Kreislauf zu vollziehen, um sich auf etwas Neues einzulassen, hindurchzugehen und Abschied zu nehmen – so dass wieder Platz wird für Neues. Wenn sich der Mensch auf das Neue, das Unbekannte einlassen kann, so erlebt man Spannung, Aufregung, Langeweile, Spaß, Schmerz, Aufwühlendes, Abstoßendes, Unverständnis, Neugierde oder Lust. Man erlebt sich in aller Vielfältigkeit. Im Grunde müssen Menschen sich einfach nur von dem berühren lassen, was ihnen begegnet. Alle Menschen erfahren das, was für sie in diesem Moment des Lebens wichtig ist, woraus sie lernen können. Ich meine hiermit nicht das rein intellektuelle Lernen, das sich gemäß bestimmten festgelegten Mustern vollzieht. Beim emotionalen Lernen, das fordert, neue Gefühlsinhalte auf bislang nicht geübte Weise ins Erleben zu integrieren, und beim sozialen Lernen, dem Umgang mit unbekannten Verhaltensweisen im sozialen Umfeld, dem eigenen wie dem von anderen, erfährt jeder Neues über sich selbst und die Prozesse des Lebens, mit denen er umgeht. Lernen beinhaltet die Möglichkeit, dass etwas nicht Vorhergesehenes geschieht. Lernen erweitert den Bereich der Kenntnis. Lernen konfrontiert immer mit Unbekanntem und häufig mit der Erfahrung von Misslingen, zumindest bezogen auf das gewünschte Ergebnis.

Wenn man sein Herz verschließt aus Angst vor dem Misslingen bzw. vor dem Schmerz, den einem die Erfahrung des Misslingens und dessen Folgen zugefügt hat, verkümmert man in der Weise, dass sich die Lebensenergie immer weniger ausbreitet. So schwindet allmählich die Verbindung zum Himmel, die einen mit Sinnhaftigkeit versorgt. Desgleichen verringert sich der Kontakt zur Erde. Man wird insgesamt mit weniger

Lebensenergie versorgt und fühlt sich entsprechend schwach und kraftlos. Man wendet sich immer weniger dem Geschehen der Welt zu. Der Teufelskreis ist entstanden. Das Herz wird nicht mehr berührt, die Fähigkeit zu fühlen wird nicht mehr geübt, nichts Neues tritt mehr an einen heran, das verlangt, sich damit auseinander zu setzen. Der eigene Lebenskreis schrumpft. Alles wird durch die Angst vor neuem Schmerz, in der Beschränkung auf das Sichere, eintönig. Alles läuft in bekannten Geleisen. Das Leben in all seiner Berechenbarkeit – vollständig kontrolliert – misslingt. Rationale Begründungen für eine solche Haltung finden sich unzählige, und sie behaupten letztlich immer, dass jeder Verzicht auf eine neue Herausforderung richtig und vernünftig sei. Und es wird immer argumentiert mit dem Hinweis auf die theoretische Kenntnis der Lage der Dinge oder das Wissen aus zweiter Hand. Doch alles Wissen erspart nichts an Leben und Erfahrung, Gefühl und Begegnung. Das Herz ist der Sitz des Lebens. Mit dem Herzen erfahren wir die Erkenntnis des Lebens – das Herz nicht offen zu haben, bedeutet tot zu sein.

Wie geht man mit Versagen, mit Fehlern um? Das Wichtigste, was hinsichtlich des Herzens im Leben zu lernen ist, ist das Verzeihen. Das funktioniert nur auf der Basis einer Liebe, die Nachsicht im Gefolge hat. Verzeihen ist eine Fähigkeit, die geübt werden kann. Anhand von Niederlagen, Irrtümern und Fehlschlüssen kann man verzeihen lernen, sich selbst, anderen und der scheinbaren Beliebigkeit der Welt, die Ungerechtigkeiten und Fehler in ihr Grundmuster eingewoben hat. Dies ist ein allgemeiner Lernschritt, der an jedem Fehlschlag geübt werden kann. Darüber hinaus findet sich in jeder Handlung, also auch in jeder Fehlhandlung, die Konfrontation mit Erfahrungen auf den verschiedenen Ebenen des Mensch-Seins – materiell, sinnlich, gefühlsmäßig, gedanklich, sozial und spirituell.

Es gibt zudem unendlich viele Perspektiven hinsichtlich jedes Geschehens. Man blickt gewöhnlich immer aus einer Richtung auf seine Umgebung. Gerade wenn sich der spezielle Sinn einer Fehlhandlung nicht erschließt, ist es angebracht, neue Blickwinkel zu entdecken. Wladimir Lindenberg beschreibt diese Haltung. Als er eines Nachts vor der Tür seines Hauses stand, wurde er gewahr, dass er seinen Schlüssel verloren hatte. Er zerschlug eine Fensterscheibe, um in sein Haus zu gelangen, und rief am folgenden Morgen beim Glaser an. Auf diese Weise lernte er eine Frau kennen, die Glaserin, die ihn sehr beeindruckte. Dass er kurz nach dem Anruf seinen Schlüssel im Garten vor der Haustür fand, ärgerte ihn nicht etwa, sondern er war sich bewusst, dass er die Glaserin nur durch seine Fehlhandlung hatte kennen lernen können. Das Gespräch mit anderen kann eine große Hilfe sein, um dabei Nebenergebnisse eines Geschehens ausfindig zu machen, die dem Geschehen einen Sinn verleihen, der einem selbst noch nicht offenbar ist.

Übung

Nach dem Öffnen der sieben Chakras mit den Farben des Regenbogens betrachten Sie Ihre aktuelle Situation. Sie befinden sich auf Ihrem Lebensweg, im Hier und Jetzt. Als Erstes spüren Sie der Atmosphäre nach, ob es kühl ist oder warm, behaglich oder unbehaglich, ob Sie sich in einer Phase entschiedenen Fortschreitens befinden oder ob Sie momentan innehalten. Sie blicken auf, um zu erfassen, wohin Sie sich gerade wenden. Sie blicken zurück, um sich zu vergegenwärtigen, wie das aussieht, was Sie kürzlich hinter sich gelassen haben. Sie halten Ausschau nach rechts und links, nach Begleiterinnen oder Weg-Gefährten. Fühlen Sie sich mit ihnen verbunden? Welche Qualität hat die Verbindung? Ist sie optisch wahrnehmbar oder können Sie sie fühlen? Nehmen Sie sich Zeit, und achten Sie darauf, wie Sie sich Zeit gönnen beim Erfassen Ihres augenblicklichen Standpunktes.

Dann, wenn Sie sich hinreichend orientiert haben hinsichtlich Ihrer gegenwärtigen Position, versuchen Sie, Ihr Ziel auszumachen. Vielleicht ist es sichtbar. Wenn nicht, fragen Sie Ihr Herz, wohin Sie unterwegs sind. Wie heißt Ihr persönliches Ziel? Lauschen Sie, schauen Sie und spüren Sie, wie sich Ihnen Ihr Ziel zeigt. Spüren Sie, wie sich Ihr Herz meldet angesichts Ihres Zieles. Fühlen Sie es stark und präsent? Schlägt es eher verhalten? Ist Ihr Herz im Einklang, mit dem, was Sie als Ziel verfolgen? Was ist der Sinn, der sich Ihnen mitteilt mit dem Erreichen dieses Zieles?

Sie fühlen, wie es aus Ihrem Herzen strömt. Öffnen Sie mit dem bewussten Gedanken oder Ihrer Vorstellungskraft Ihr Herz ein wenig weiter und spüren Sie, wie die erweiterte Öffnung des Herzens das Strömen erleichtert. Versuchen sie, die Farbe des Fließens Ihres Herzens zu sehen. Strengen Sie sich nicht an. Folgen Sie dem Fluss Ihres Herzens. Sehen Sie, wohin er Sie führt. Verweilen Sie dort, am Ziel Ihres Herzensstromes, und lassen Sie es auf sich wirken. Nehmen Sie irgendwo in Ihrer gesamten Haltung eine Veränderung

wahr? Bleiben Sie in Kontakt mit Ihrem Fließen und lassen Sie geschehen, was sich in Ihnen ereignet.
Wenn Sie möchten, achten Sie jetzt darauf, wie es in Ihr Herz hinein fließt. Spüren Sie die Farbe des Einströmens. Vielleicht geben Sie der Öffnung Ihres Herzens ein wenig nach, um spüren zu können, wie ein stärkeres Strömen auf Sie wirkt. Lassen Sie geschehen, dass sich das Fließen in Ihrem Körper, in Ihrem Gefühl, in Ihren Gedanken ausbreitet. Geben Sie der Bewegung des Fließens nach. Spüren Sie die innere Weite, die aus dem Fließen entsteht. Nehmen Sie irgendwelche Veränderungen, die sich ergeben, in Ihrem Fühlen und Wahrnehmen an. Spüren Sie, wann der Zeitpunkt gekommen ist, aus der Meditation aufzutauchen, und bewahren Sie sich das Empfinden des Fließens für Ihre andere Realität.

Um einer Schwäche des Herzens auf die Spur zu kommen, ist es aufschlussreich, nach dem zu fragen, was wirklich wichtig ist, und dem Strömen der Energie des Herzens nachzuspüren. Die Antwort auf die Frage: »Welcher Strom erfüllt mich?« kann Ihnen offenbaren, wie es um Ihre Herzenskraft bestellt ist. Um diese Antwort zu erhalten, können Sie die obige Übung machen, indem Sie dem einströmenden Energiefluss bis zu seiner Quelle nachgehen. Nicht nur die Menge der strömenden Energie macht Ihnen klar, worauf Sie Ihre Aufmerksamkeit richten sollten, um ins Gleichgewicht des Fließens Ihrer Liebe zu kommen. Die Frage: »Wohin strömt meine Energie?« wird Ihnen eine Antwort bescheren, die Ihnen Aufschluss gibt über die Richtung des Flusses. Beides zusammen verdeutlicht die Ausgewogenheit oder die Unausgewogenheit Ihrer Verbindungen mit der Welt.

Gewiss gibt es Zeiten, in denen wir andere intensiv versorgen, während sie wenig zurückgeben. Es gibt jedoch Menschen, deren energetische Strömungen wie Einbahnstraßen anmuten. Alles läuft immer nur in eine Richtung. Gleichgültig ob die Richtung das Nehmen oder das Geben begünstigt, zu lieben bedeutet, zu nehmen und zu geben. Egozentriker, denen nur das Einströmen der Energie wichtig ist, und Verzichtende, die sich einzig auf ihr Verströmen von Energie nach außen konzentrieren, erleiden dieselbe Krankheit. Es ist wichtig, das Lieben gebend und nehmend zu erfahren.

Mit dem Herzen erkennen wir das Wahre unseres Lebens. Mit dem Herzen fühlen wir, auf welche Weise sich in unserem Leben die Liebe verwirklicht. Das Herz ist der Lebensborn des Mcnschen.

Das Kehlkopf-Chakra

Mit einer Blockierung im Hals-Chakra funktioniert trotzdem der Kopf so einwandfrei, so störungsfrei, dass sich der Bauch niemals einmischt und auch der Einfluss des Herzens leicht überhört werden kann. Man vermag auch auf die Bauch- bzw. Herz-Ebene zu wechseln und sich dort heimisch zu fühlen, unbelastet von intellektuellen Einsprengseln. Perfekt in einer arbeitsteiligen Gesellschaft. Bei Feierabend wird umgeschaltet. Aber die Seele meldet sich, auch wenn es dem kontrolliert lebenden Menschen unverständlich erscheint, da sein meist anspruchsvolles und perfekt organisiertes Leben so reibungslos verläuft. Der innere Widerstand macht sich auf der körperlichen Ebene bemerkbar, etwa als Kloß im Hals. Dem kann scheinbar gut entgegengewirkt werden mit dem Konsumieren von Hustenbonbons oder Kaugummi. Die veranlassen ihre Nutzer, häufiger zu schlucken. Das hilft eine kleine Weile. Wie schon aufgezeigt wurde, bietet die Seele immer noch weiteres auf, bis der Mensch sich seiner spezifischen Schwäche so zuwendet, dass sich eine Änderung ereignen kann.

Um eine Beeinträchtigung des Kehlkopf-Chakras wieder ins Gleichgewicht zu bringen, existieren therapeutisch verschiedene Möglichkeiten. Als einfachste bietet sich an, die Patienten reden zu lassen. Vertiefend wirkt, die Klienten singen zu lassen. Hier wird dem Leser sofort der Einwand kommen: Wer hat dazu den Mut, einfach so in den Raum zu singen im Beisein einer Therapeutin? Damit kommt das nächste Symptom in den Blick – die Angst sich auszudrücken. Diese Angst kann verbunden sein mit dem Gefühl, unbedingt Rücksicht nehmen zu müssen auf andere. Sie könnten sich daran stören, dass sie nicht so gut singen. Hier schließt sich das nächste Kehlkopf-Thema an – die Perfektion, bzw. der Anspruch auf Perfektion, der letztlich den Selbst-Ausdruck verhindert. Sie äußert sich meist sichtbar in dem sorgfältig gepflegten Erscheinungsbild. Viel Anstrengung ist zu spüren bei Menschen mit verengter Kehle. Die Anstrengung liefert wahrscheinlich die gewünschten Ergebnisse. So kann die Angst sich dann verbergen hinter der Arroganz eines äußerlich erfolgreichen Menschen.

Klappt das Singen nicht, auch nicht mit meiner Unterstützung, die ich anbiete, indem ich mich neben die Patientin stelle, also ihr beistehe, so greife ich zu verborgeneren Hilfsmitteln. So spreche ich an einer solchen Stelle unwillkürlich leiser, so dass die Klientin sich anstrengen muss zuzuhören. Auch die Fähigkeit des Hörens ist ein Aspekt des Kehlkopf-Chakras. Menschen mit enger Kehle sind meist sehr bemüht, die von außen gestellten Erfordernisse zu erfüllen. Dementsprechend machen sie in der Therapie schnelle Fortschritte. Ich kann versuchen, sie zum Meditieren zu bewegen oder ich spiele mit unserem Abstand zueinander. Therapeutisch arbeite ich mit Menschen, die im Kehlkopf-Zentrum beeinträchtigt sind, sozusagen paradox. Ich überschreite deren Grenze, indem ich ihnen zu nahe rücke, und forsche nach, wie sich für sie diese Grenzüberschreitung anfühlt. So erfühlen wir gemeinsam, wo persönliche Grenzen sind, mit der sich die Betreffende im Kontakt wohl fühlt. Da gibt es eindeutig und sicher einen Abstand, der Kontakt unmöglich macht. Da wünscht man, dass ich näher rücke. Ebenso gibt es einen Abstand, der zu dicht ist, bedrohlich dicht. Hier fühlt man sich bedrängt, dem Klienten wird sozusagen die Luft zum Atmen genommen. Dadurch wird ein neues Thema offenbar: Sich den nötigen Raum zu nehmen, d.h. sich der gewünschten persönlichen Grenze bewusst zu werden und diese zu wahren. Dieses Thema beinhaltet die Möglichkeit, sich den Raum zu gönnen, den Spielraum, für sich allein Zeit zu haben, für das, was Ruhe, Erholung oder auch Anregung gewährt.

Hier lässt sich die ärgerliche Angewohnheit der Unpünktlichkeit einordnen. So schindet jemand klammheimlich im Kontakt Zeit für sich heraus. Dazu gehört das Hinauszögern des Abschieds, das die unterschwellige Botschaft trägt: Ich nehme mir ein Stück von deiner Zeit, deinem Lebensraum. Natürlich kennen Sie alle Leute, die sich über Gebühr ausbreiten, so dass Sie als deren Nächste sich bedrängt fühlen. Auch dies deutet auf eine Fehlfunktion des Kehlkopf-Zentrums hin. Im Übrigen unterläuft einem genau das auch selbst. Ich nehme mich hier nicht aus.

Wieder und wieder geschieht es im täglichen Leben, dass man sich in irgendeiner Tätigkeit verliert, sich über alle Grenzen hin ausdehnt. Oder man gerät in eine Situation, in der man nur noch Enge spürt, Gehetzt-Sein und dann als Folge dessen Aggression. Das Vertraut-Sein mit dem Kehlkopf-Chakra bedeutet immer wieder ein sorgfältiges Abstimmen der Grenze, die mir passt, innerhalb derer ich mich wohl fühle. Für das subjektive Wohlgefühl haben Menschen mit einer Beeinträchtigung des Kehlkopf-Chakras kaum ein Empfinden. Sie sind ja gewohnt sich anzustrengen. Sie räumen dem Du größeren Raum, weitergehende Rechte ein als sich selbst. Es gilt, bei einer Schwäche des Kehlkopf-Zentrums, die Aufmerksamkeit auf sich selbst und die wirklichen Bedürfnisse zu lenken, anstatt so gewissenhaft den Ansprüchen von außen genügen zu wollen.

Natürlich müsste man in der Lage sein, seine persönlichen Grenzen flexibel handzuhaben. Man ist es oft nicht. Aber man kann es üben. Man kann es auch einfach als Teil seiner selbst akzeptieren, dass das Bedürfnis nach »Eigen-Raum« so beschaffen ist, wie es ist. Dies liegt innerhalb des persönlichen Entscheidungs-Spielraumes. Man trägt selbst die Verantwortung dafür. Dieses Tragen der Verantwortung trifft einen prinzipiell auf zwei verschiedene Weisen: Wenn mir jede menschliche Annäherung zu dicht ist, wird sich mein Eigen-Raum wie von selbst so entwickeln, dass er unüberwindlich wird für andere. Ich werde mich in der Weite meiner Einsamkeit und Kontaktlosigkeit finden – oder ich werde mich sogar darin verlieren. So trifft es mich, und so trage ich es. Ich kann natürlich auch feststellen, dass es um mich herum sehr menschenleer geworden ist, und ich kann – aus der Einsicht heraus, dass es ja mein Leben ist – mich bemühen, diesen Sachverhalt zu verändern. So übernehme ich bewusst die Verantwortung für die Gestaltung meines Lebens. Die persönliche Verantwortung ist das Wichtigste im Leben eines jeden Menschen. Alles andere ist ihr nachgeordnet. Die Verantwortung braucht Eigen-Raum. Man muss sich Rechenschaft ablegen über die Inhalte seiner persönlichen Verantwortung, die ein weiteres gewichtiges Thema des Kehlkopf-Chakras ist.

Wann immer ich mit einer Klientin an ihrer Verantwortung arbeite, bin ich befasst mit dem hellblauen Zentrum. Wenn man nachdenkt, was Verantwortung bedeutet, so wird deutlich, dass man es auch hier mit klarer Abgrenzung zu tun hat. Ich trage die Verantwortung für meinen Bereich. Lasse ich da einiges liegen, so vernachlässige ich meine Verantwortung. Gehe ich über meinen Verantwortungsbereich hinaus, arbeite ich sozusagen das Pensum meiner Kolleginnen mit ab, wird das von den anderen als Übergriff empfunden. (Oder es gibt ein paar Unverantwortliche, die sich ausruhen auf Kosten der Überverantwortlichen. Das scheint ja dann zu funktionieren.)

Mit Kindern wird diese Haltung des Überverantwortlich-Seins deutlich. Was für die fürsorglichen Eltern ein gewohnter Akt der Versorgung, vielleicht sogar der »Liebe« ist, mutet, von außen betrachtet, in seiner Einschränkung der Erprobung der Lebenskräfte eines heranwachsenden Menschen oft grotesk an. Vielleicht stellt sich irgendwann bei so beanspruchten Eltern eine Unzufriedenheit ein. Vielleicht rebelliert ein derart eingeschränktes Kind. Irgendwann findet sich ein Stadium, in dem sich das Arrangement zwischen Eltern und Kind als nicht mehr lebenstauglich erweist. Die alten Fesseln werden abgestreift, neue Vereinbarungen werden getroffen, um den Spielraum zwischen den beteiligten Menschen neu zu definieren und um die nötigen Grenzen neu abzustecken. Dafür ist Kreativität gefragt, denn die Neuregelung spielt sich gewiss nicht ein ohne Ärger, Unmut, Tränen und Streit. Solche Gefühle gehen einher mit Konflikten.

Die Lösung einer prinzipiellen Schwäche im Kehlkopf-Zentrum liegt darin, zu vertrauen. Vertrauen ist der einzige Weg aus jeder Angst. Angst veranlasst festzuhalten anstatt loszulassen. Man hält an einer Arbeitsstelle fest, die Sicherheit gewährt, an der man jedoch unglücklich ist. Man hält an Gewohnheiten fest, die die Gesundheit ruinieren, die aber lange geübt und darum vertraut sind. Wie findet man das, was Vertrauen verdient? Das Herz weist den Weg zu dem, was das

Wahre ist. Die Stimme des Herzens hört man nicht, wenn man im Kehlkopf-Zentrum ›dicht‹ macht. Man behauptet, es gehe einem gut, weil man den Schmerz im Herzen nicht fühlt: Wahrnehmung und Gefühl sind ja getrennt durch die Blockierung im Hals. Es erscheint ausweglos. Wenn man festhält an dem Gewohnten, weiß man wenigstens, was man hat. Wer weiß, was das Neue bringt?

Wenn man zu lange wartet mit einer anstehenden Veränderung, wird der Prozess doppelt schmerzhaft: Das Einbinden der Füße von Chinesinnen hat geschmerzt, doch das Lösen der Fußbinden hat neue, ebenso starke Schmerzen hervorgerufen. Dieses Zögern angesichts einer anstehenden Veränderung begegnet einem manchmal, wenn man Ehepaare betrachtet, die einander nicht nur lieblos, sondern sogar ohne Freundlichkeit behandeln. Da wurden die nötigen Grenzen schon lange überschritten. Gewohnheitsmäßig finden inzwischen die Grenzverletzungen statt. Eine Entfernung voneinander, die doch beiden gewähren könnte, für die Zukunft unverletzt zu bleiben, wird auf Grund weiterer Fesseln nicht erwogen, geschieht also nicht. Einerseits sind die Grenzen zwischen Ich und Du schon völlig verschwommen, andererseits bekriegen sich diese unglücklichen Paare ständig, vielleicht um so im Schmerz noch einen Rest an Individualität zu spüren. So bedingt die starre Nähe, unabhängig vom wirklichen Bedürfnis der beteiligten Menschen, die Verletzungen. Im Fachjargon heißt das »Symbiose«. Wie lässt sich dieses Dilemma lösen? Zunächst mit dem Weinen der Tränen, die schon lange die Kehle ersticken.

Ein Mann berichtete davon, wie er nach einer Not-Operation aus der Narkose erwachte und seine Eltern an seinem

Bett standen mit der Frage: »Bub, was hast du denn da wieder gemacht?« Ärger und Trauer schwangen noch Jahre nach diesem Erlebnis mit in seiner Erzählung. Das Gefühl, nicht wahrgenommen zu werden in seiner Situation, steht neben dem Empfinden des Bedrängt-Seins durch die Frage der Eltern. Das Bedürfnis, in Ruhe gelassen zu werden, wächst aus diesem Erlebnis, wie auch die Enttäuschung darüber, dass die Eltern sich so »falsch« um ihn kümmern. Allem liegt die Sehnsucht nach Trost zu Grunde.

Sich zurückzuziehen von nahen Beziehungen scheint eine praktikable Möglichkeit, um Enttäuschungen solcher Art zu vermeiden. Die Kehrseite einer solchen Entscheidung für das Alleinleben heißt Einsamkeit. Manchmal wünschen wir, die Sorge eines anderen Menschen zu spüren. Es ist hilfreich, sich zu überlegen, in welcher Weise man denn Fürsorge als wohltuend empfinden und dankbar annehmen kann, wenn man bedürftig ist. Empfinde ich Nähe, wenn mir jemand ein Brot streicht? Oder genieße ich es, wenn mich jemand danach fragt, wie es mir geht? Brauche ich Körper-Kontakt, um mich geborgen zu fühlen, oder genügt die Anwesenheit des anderen im gleichen Raum? Vermittelt es mir ein Gefühl von Nähe, dass mein Partner auf die gleiche Art Urlaub machen möchte wie ich, vielleicht im Hochgebirge zu wandern? Macht es mich seelisch zufrieden, für dasselbe Projekt zu arbeiten wie mein Mann? Erfüllt es mich, engagierte politische Diskussionen zu führen? Aktivieren Sie Ihre Fantasie, um herauszufinden, was Ihnen persönlich ein Gefühl von Nähe vermittelt. Möglicherweise ist es gar nicht das, was Sie seit Jahr und Tag dafür halten. Erinnern Sie sich an die Momente Ihres Lebens, in denen Sie sich wohl und geborgen gefühlt haben und lassen Sie die ganze Situation Ihrer Zufriedenheit vor Ihrem inneren Auge erstehen. Sie repräsentiert die Bedingungen von Begrenzung, die für Sie Schutz und Offenheit bedeuten, unter denen Sie ohne Angst in Berührung sind mit der Welt. So erweist sich für Sie gelungene Kommunikation.

Das Hals-Chakra steuert die Hinwendung zum Du. Auf der sozialen Ebene zeigen sich bei einer prinzipiellen Schwäche des Kehlkopf-Chakras Probleme in den Beziehungen. Eine willkommene Ausflucht ist die Arbeit, die Arbeit, die Arbeit. Da gibt es den Lohn, unentbehrlich zu sein, wenn man sich intensiv genug darum bemüht. Das Kehlkopf-Chakra verlangt nach Bindung: Wenn schon nicht mit ganzem Herzen, dann wenigstens mit vollem Zeit-Einsatz. Die zunehmende Zahl der Workaholics zeugt von der aktuellen Unfähigkeit zur Kommunikation in unserer Gesellschaft. Das Kehlkopf-Chakra bereitet vielen Intellektuellen erhebliche Probleme. Ausführliches Reden lindert die Symptome, aber das Kehlkopf-Chakra verlangt nach Verbindung, der Verbindung zwischen Kopf und Herz, zwischen intellektuellen und emotionalen Belangen. Immer nur mit dem Arzt über Schilddrüsen-Probleme zu reden, reicht nicht. Sich endlos über Bytes und Bits zu ergehen, vertreibt nur die Zeit, nicht die innere Leere. Das Kehlkopf-Chakra verlangt mehr, es fordert Verbindlichkeit auf der sozialen und auf der menschlichen Ebene. Viele meiner Klientinnen kamen mit einem Kloß im Hals und der dahinter liegenden Trauer um nicht gelebte Bindung. Auf der persönlichen Ebene geht es letztlich um die Sinn-Frage, die in der individuellen Verantwortung liegt.

Die Verbindung zwischen Kopf und Bauch herzustellen, heißt die volle menschliche Verantwortung auf sich nehmen.

In zwei Richtungen gilt es energetisch zu wirken: Geistiges gilt es zu verwirklichen und Stoffliches gilt es zu vergeistigen. Der Zweifel ist das Symptom des zwischen Kopf und Bauch geteilten Menschen. Gefühle als dem Intellekt widerstreitende Energien zu betrachten oder rationale Erwägungen als gefühlsfern zu erachten, sind Folgen der Störung des Kehlkopf-Chakras. Die Verbindung von Gefühl und Gedanke im Menschen lässt die Handlung entstehen. Kreativität ist gefordert, um sich selbst zu verwirklichen. In der kreativen Handlung vollzieht sich die geistige Verwirklichung im selben Moment wie die Vergeistigung der Materie. Wenn wir Gefühle mittels der Rationalität bezwingen wollen, scheitern wir. Es entwickeln sich Besessenheiten, zwanghafte Verhaltensweisen, denen man nicht entrinnen kann, die einen konfrontieren mit den Gefühlen oder zumindest der Macht der Gefühle, die man verdrängen wollte. Drängt man sie aus seinem Bewusstsein, leitet sich die Energie des nicht gelebten Gefühls ins Körperliche und manifestiert sich beispielsweise als psychosomatische Krankheit. Allergien, mit ihrem hohen Symbolgehalt und ihrer medizinischen Ungreifbarkeit, was Ätiologie und Behandlung angeht, sind die häufigsten Manifestationen bei einer Schwäche des Kehlkopf-Zentrums. Menschen müssen agieren, empfinden, erfahren und erleben. Gefühle verlangen danach, sich in Raum und Zeit ausbreiten zu dürfen. Wenn dies den Gefühlen nicht gewährt wird, erzwingen sie Raum und Zeit. Sie wollen wahrgenommen werden.

Eine der intensivsten Möglichkeiten eines Gefühls, sich Geltung zu verschaffen, ist eine Allergie. Ein tüchtiger Heuschnupfen legt einen Menschen mehrere Monate im Jahr lahm. Eine Neurodermitis beansprucht ausführliche Behandlung

(Kratzen, Einsalben, Diät), so dass kaum noch Zeit und Raum bleibt für anderes. Fast alles wird ihr untergeordnet. Denken Sie nur an den organisatorischen und zeitlichen Aufwand, den Allergiker auf der Suche nach einem reiz- und schmerzlindernden Verfahren für ihr Leiden aufzubringen genötigt sind.

Wohin kann man sich wenden in seiner Bedrängnis der Atemnot, des Juckreizes? Nach innen. Eine der subtilsten Möglichkeiten, das Kehlkopf-Chakra zu öffnen, ist, sich mit seinen Träumen zu beschäftigen. Wenn du die Botschaft deines Traumes verstehst, hast du deine tief-innere Verantwortlichkeit begriffen. Wenn du der Botschaft dann auch noch vertraust und sie in deine Wirklichkeit umsetzt, dann müsste dein Herz lauthals jubeln können und du wirst die Engel hören. Dies ist die vertikale Ebene der inneren Verbindung von oben und unten, Kopf und Herz, Gedanke und Gefühl. Die Verwirklichung, die Handlung, das Hören und das Sprechen mit anderen – also im Dialog zu sein – sind Verbindungen von innen und außen, von Plan und Aktion, von Feedback und Korrektur. Auf der horizontalen Ebene des Hals-Chakras nimmt man die Äußerungen des Du in sein Inneres auf und äußert sein Inneres. So ereignet sich Vertrauen. Im Bereich des Kehlkopf-Zentrums gibt man sich hin im Vertrauen auf den Lohn dessen, was die Welt einem zubilligt für seine Handlung. Dieser Lohn steckt – im Idealfall – in der Äußerung selbst, im Prozess der Verwirklichung der Geist- oder Gefühls-Geburt. Der Lohn liegt in der Verinnerlichung, der Auf- und Annahme dessen, was einem im Äußeren begegnet.

Die Fragen »Was nehme ich?« und »Was gebe ich?« bringen Aufschluss über die energetische Verfassung des Kehlkopf-Chakras. Denken sie daran, dass Sie nicht nur in materieller

Weise nehmen und geben. Achten Sie darauf, dass sich ein Großteil Ihrer inneren Ökonomie im unsichtbaren Bereich abspielt. Es gibt emotionalen Austausch, es gibt atmosphärisches Nehmen und Geben, es fließen ständig Energien von Ihnen weg und zu Ihnen hin. Vergegenwärtigen Sie sich Ihr Atmen. Luft dringt in Ihren Körper ein, Luft entströmt Ihren Lungen. Wissenschaftlich gesehen, atmen Sie hauptsächlich Sauerstoff ein und Kohlendioxid aus. Ich spüre beim Ein- wie beim Ausatmen gleichermaßen einen Luftstrom. In mir findet der Austausch zwischen »frischer« und »verbrauchter« Luft unbemerkt statt.

Übung

Setzen Sie sich an Ihren Meditationsplatz und nehmen Sie ein wenig ungestörte Zeit für sich in Anspruch. Fühlen Sie den Boden unter sich, die Grundlage, die Sie trägt. Nehmen Sie die Kraft der Erdanziehung wahr und lassen Sie die Energie der Erde durch Ihr Wurzel-Chakra in sich einströmen. Nehmen Sie die rote Energie in sich auf. Folgen Sie Ihrer Wirbelsäule aufwärts und öffnen Sie Ihr Vitalitäts-Chakra, indem Sie die orange-farbene Energie von außen aufnehmen und Ihre eigene orange-farbene Energie abgeben. Achten Sie auf die Grenze des Raumes um Ihren Körper, den Sie als Ihre Aura empfinden. Gehen Sie mit Ihrer Wahrnehmung die Wirbelsäule weiter nach oben, bis Sie den Energiepunkt finden, von dem aus Sie Ihr Sonnengeflecht für das Geben und Nehmen von gelber Energie öffnen können. Breiten Sie sich gemäß Ihrem

Raum-Bedürfnis aus, und setzen Sie bewusst Ihre Grenze. Folgen Sie weiter dem Lauf Ihrer Wirbelsäule und finden Sie den Ursprung Ihres Herz-Chakras. Öffnen Sie Ihr Herz für das Geben und Nehmen der Liebe, dessen Strömen Sie als grüne Energie visualisieren können. Gehen Sie mit der Vorstellung weiter Ihre Wirbelsäule hinauf und verweilen Sie im Nacken bei Ihrem Hals-Chakra. Spüren Sie das Öffnen des Kehlkopf-Zentrums mit klarem Blau, hören Sie mit Ihrem inneren Ohr einen Ton, der die Öffnung unterstützt. Werden Sie sich wieder der Grenze Ihrer Aura bewusst und achten Sie auf das Verklingen Ihres Tones. Vollenden Sie den Aufstieg Ihrer Wirbelsäule und fühlen Sie im Inneren Ihres Kopfes den Punkt, von dem aus die indigo-farbene Energie das Dritte Auge öffnet. Geben Sie dem Dunkelblau Ihres privaten Nachthimmels eine Begrenzung, weit genug, um sich geborgen fühlen zu können. Gehen Sie innerlich noch weiter hinauf und berühren Sie mit dem Violett Ihres Scheitel-Chakras den Himmel und empfangen Sie das Licht des Himmels als hereinströmende Energie, die Sie klärt.
Sehen Sie mit Ihrer inneren Wahrnehmung, wie Sie in Ihrem Meditations-Garten vor einem belaubten Baum stehen. Spüren Sie Ihren Atem. Sie atmen ein, Sie atmen aus. Was Sie am Leben erhält, ist der Sauerstoff, den Sie einatmen. Was Sie am Leben erhält, ist das Kohlendioxid, das Sie ausatmen. Sie atmen ein, Sie atmen aus. Der Baum vor Ihnen atmet mit seinen Blättern. Er atmet Kohlendioxid ein und Sauerstoff aus. Wenn er Sauerstoff ausatmet, atmen Sie seine Gabe ein. Wenn Sie Kohlendioxid ausatmen, atmet er

Ihre Gabe ein. Sie geben, was er nimmt. Sie nehmen, was er gibt. Geben Sie sich Ihrem Atmen hin. Schwingen Sie mit diesem feinstofflichen Geben und Nehmen. Spüren Sie den Dialog des Atems.
Lauschen Sie. Hören Sie das Rascheln der Blätter im Wind, vernehmen Sie das Knarren der Äste. Empfangen Sie die Geräusche des Baumes. Versuchen Sie, zu empfinden und zu verstehen, wie sich der Baum Ihnen mitteilt und was er Ihnen mitteilt. Nehmen Sie mit Ihrem ganzen Körper, mit Ihrem ganzen Sein die Botschaft des Baumes in sich auf. Hören Sie ihm zu.
Wenn die Zeit da ist, dann sprechen Sie zu dem Baum. Sprechen Sie – wie er – von sich, von Ihrer Wahrnehmung, von Ihrem Sein, von Ihrem Leben. Sprechen Sie darüber, wie Sie sich vorstellen, was es bedeutet, Baum zu sein. Sprechen Sie mit Ihren Worten, in Ihrer Sprache, so wie der Baum auf seine Art redet. Sprechen Sie von sich. Und werden Sie still. Besinnen Sie sich wieder auf Ihren Atem und den Austausch, der zwischen Ihnen und dem Baum vor sich geht. Spüren Sie Ihre Verbindung zueinander und nehmen Sie die Trennung wahr. Verabschieden Sie sich mit Dank im Herzen von Ihrem Bruder, dem Baum.

Leben ist Fließen. Vielleicht haben Sie es in dieser Übung erfahren. Nichts bleibt sich gleich, alles ändert sich. Der Mensch ändert sich mit jedem Atemzug. Glauben Sie daran, dass sich das Veränderte als das Richtige für Sie erweist. Begrüßen Sie Veränderungen in Ihrem Leben wie einen gern gesehenen Gast. Fürchten Sie in all dem Fließen die Haltlosigkeit? Vertrauen Sie auf das, was jetzt ist. Hegen Sie Vertrauen in die Bindungen, die Sie gewählt haben. Vertrauen Sie, dass sich lockernde Bindungen so verändern, dass Sie neuen Halt erfahren. Schließen Sie sich einfach meiner Überzeugung an: Sie können Ihr Leben vertrauensvoll genießen.

Das Stirn-Chakra

Beim Stirn-Chakra, dem Dritten Auge; kenne ich eine energetische Überversorgung als Grund für ständig wiederkehrende Kopfschmerzen. In Verbindung mit einer Schwäche im Solarplexus finden wir hier die Kombination, die Migräne begünstigt. Menschen mit Neigung zu Migräne fällt es oft schwer, sich selbst wichtig zu nehmen. Wenn sie wieder und wieder über sich hinweggehen, um des lieben Friedens willen oder auch nur aus Gewohnheit, halten sie es irgendwann im Kopf nicht mehr aus. Der Schmerz zwingt Sie, sich Zeit für sich zu nehmen. Häufig ist der Kopfschmerz ein Mittel, um einem Dilemma aus dem Weg zu gehen. Schmerz und Krankheit sind anerkannte Gründe, um sich zurückzuziehen von der Welt und ihren Ansprüchen. Das Bedürfnis, für sich zu sein, gilt nicht in der gleichen Weise als überzeugend. Dennoch würde das Stillen des Bedürfnisses nach Zeit für sich die meisten Menschen vor Unpässlichkeit oder Kranksein bewahren.

In einer energetischen Überversorgung des Stirn-Chakras drückt sich ein Bedürfnis nach Macht aus. Das ist in Ordnung. Der Mensch ist geschaffen, um seine Macht ausdrücken zu können. Das »Dritte Auge« ist jedoch das sechste Zentrum im Aufbau, vom Fundament her betrachtet, das sollte man nicht vergessen. Man sollte ein Gefühl für seine wirklichen Bedürfnisse entwickelt haben, man sollte die Liebe seinem Herzen entströmen lassen und mit offenem Herzen die Welt wahrnehmen. Man müsste sich der nötigen Grenzen bewusst sein. Während man mit beiden Beinen fest auf dem Boden steht, könnte man unbeschadet und gefahrlos für andere seine menschliche Vollmacht ausüben. Denken Sie an die Geschichten aus dem Evangelium, die von der Machtausübung Jesu handeln. Er durchschaute seine Mitmenschen mit einem Blick. Er bemächtigte sich der Materie, z. B. bei der Hochzeit zu Kana, bei der er Wasser in Wein verwandelte. Er überschritt die Grenzen, die den Menschen gesetzt sind, und schritt über dem Wasser. Er beherrschte das Gesetz der Schwerkraft.

Auch aus anderen Kulturen sind Beispiele überliefert von Menschen, die das Gesetz der Schwerkraft handhabten und ihm nicht unterworfen waren. Die Legende berichtet von Konfuzius, dass er einem seiner Schüler gebot, sich eine Aufgabe zu stellen und diese im Laufe von sieben Jahren zu lösen. Nach dem Ablauf der gebotenen Frist führte der Schüler seinen Lehrer zum Gelben Fluss und überquerte ihn zu Fuß, er wandelte über dem Wasser. Konfuzius war nicht begeistert. Er rief: »Oh, du Tor. Weißt du denn nicht, dass nur eine halbe Tagesreise von hier flussaufwärts ein Fährmann dich für wenige Kupferstücke übersetzt?« Konfuzius erachtete die Mühe, das Gesetz der Schwerkraft zu überwinden, die Fähigkeit der Levitation einzuüben, für töricht. Dem Schüler mangelte es in den Augen seines Lehrers an Urteilsvermögen, was die Wichtigkeit der Lektion anbelangte, die er sich wählte. Das Urteilsvermögen gründet sich auf die Kenntnis des eigenen Standortes (Wurzel-Chakra), es verlangt die Annahme und die Ablehnung der verfügbaren Belange (Sakral-Chakra), die persönliche Betroffenheit entscheidet über die Qualität dessen, womit ich konfrontiert bin (Solarplexus-Chakra), das Engagement für die gewählte Aufgabe füllt die Sache mit Leben (Herz-Chakra), die Verantwortlichkeit in der Welt setzt das erfasste Lehrstück zur Realität ins Verhältnis (Kehlkopf-

Chakra), das Stirn-Chakra offenbart die Wichtigkeit dessen, womit man nach Verwirklichung trachtet. Es gewährt den Überblick, der die innere Bedeutung vermittelt – für die Person selbst im Verlauf ihres Lebensplanes wie auch für das Zusammentreffen mit den Bedingungen in der Welt. Konfuzius' Schüler war gewiss ein fleißiger und disziplinierter Lernender, doch er unterlag seiner Eitelkeit. Er wollte etwas Spektakuläres vollbringen, und er frönte seiner Eitelkeit mit Ehrgeiz, so dass er seine Aufgabe erfolgreich löste. Die Weisheit seines Lehrers forderte mehr als einen eifrigen Lehrling, sie forderte, dass er seinen Ehrgeiz für ein sinnvolles Projekt einsetzte. Das Urteilsvermögen, ob eine Aufgabe sinnhaft oder sinnlos sei, war dem Schüler nicht gegeben. Vielleicht sollte er sieben Jahre lang darüber meditieren, wofür er seine enorme Disziplin auf sinnvolle Weise einsetzen könnte.

Die Triebfeder schlechthin für Menschen mit einem starken Machtbedürfnis ist der Ehrgeiz. Die Geschichte von Konfuzius und seinem törichten Schüler lehrt, dass man sich intensiv damit auseinander setzen muss, wie man die Kraft seines Ehrgeizes nutzen kann, wie man seine Kraft investieren will. Wissen zu wollen, ist ein Ehrgeiz, der Früchte bringt, die nicht immer köstlich schmecken. Gelegentlich sind sie bitter – und man kann sie nur mit wenigen teilen. Wissen macht einsam. Es verbindet uns mit anderen Bezügen als den allgemein anerkannten.

Ehrgeiz ist häufig nichts anderes als ein egoistisch motiviertes Machtbedürfnis. Macht nur für sich selbst einzusetzen, heißt zu vergessen, dass einem die Macht nur gegeben ist, um seine Fähigkeiten zu entfalten zu Gunsten der Gemeinschaft. Ehrgeiz zeigt sich in einer Anspannung im Dritten Auge.

Menschen, die immer wieder in Machtkämpfe verwickelt sind, weisen häufig ein überbetontes Drittes Auge auf. Sie sind mit der Aufgabe befasst, ihr Machtpotential in der Welt zu verwirklichen. Mit Macht geht die Verantwortung für das einher, über das ich verfüge, zwangsläufig und unausweichlich. Die Macht, die man mittels sozialer Kontrolle ausübt, muss scheitern, da sie permanenter Kontrolle bedarf. Macht zu besitzen durch den Erwerb von Wissen, bringt den Lohn der inneren Freiheit, jedoch erst durch die Kenntnis der eigenen Beschränkung, die Erkenntnis der Bereiche, in denen man sich von seiner eigenen Angst unterjochen lässt.

Macht und Ohnmacht werden im Machtspiel mit anderen asymmetrisch verteilt, sie bedingen sich gegenseitig, wie das Oben und das Unten einer Wippe. Der Macht Ausübende ist an den Ohnmächtigen, über den Macht ausgeübt wird, genauso gebunden wie die Fesselung umgekehrt vorhanden ist. Die Abhängigkeit zwischen dem Gefangenen und seinem Wärter bindet beide. Menschen, die sich schlecht selbst behaupten können, werden häufig zum Opfer von Machtkämpfen. Das nach hinten geschlossene Dritte Auge, fühlbar als Druck auf dem Hinterkopf, lässt auf Probleme mit der Selbstbehauptung schließen. Es begegnet mir in der Therapie immer wieder bei Menschen, die ihre Verantwortung für sich selbst abgeben an andere, die nach Macht verlangen.

Intelligenz ist eine Funktion, die dem Dritten Auge unterworfen ist. Intelligente Menschen, intellektuell Arbeitende können durchaus mit verdunkeltem Dritten Auge erfolgreich sein in ihrer Tätigkeit. Das Dritte Auge öffnet den Blick für das Unsichtbare. Das Unsichtbare reicht weiter in den abstrakten Bereich als akademisches Wissen. Gerade im Bereich der akademischen Arbeit, im wissenschaftlichen Bereich, wird die Intuition gern außen vor gelassen und arrogant, ohne zu hinterfragen, belächelt. Nur das Beweisbare gilt in der Wissenschaft. Das ist nicht identisch mit Wahrheit. Demut, als Gegenteil der Arroganz, die auch nicht fragt, sondern hinnimmt, gehört nicht zu den anerkannten wissenschaftlichen Tugenden. Die Arroganz zu überwinden, um endlich zur Demut zu gelangen – und damit einen Zugang zu gewinnen zur Wahrheit, dem ersehnten Ziel aller wissenschaftlichen Arbeit – ist Aufgabe eines Menschen mit charakteristischer Überbetonung im Dritten Auge. Arroganz macht geistig eng; Demut weitet geistig vom Herzen her. Das Dritte Auge ist der Sitz der Macht. Durch das geöffnete Dritte Auge strömt das Glück ins Herz. Gegen eine energetische Überversorgung des Stirn-Chakras empfehle ich grundsätzlich, sich auf das Herz zu besinnen. Ein entspanntes Drittes Auge empfängt Bilder, wobei der Vorgang nicht ein aktives Erblicken ist, sondern er entspricht einem Berührt-Werden. Die Funktion, die das geöffnete Dritte Auge beschert, ist die Fähigkeit der Intuition. Das beinhaltet zuweilen Sehen im übertragenen Sinn, die Fähigkeit der Vision. Häufig teilt sich die Intuition mit, indem man einfach weiß, was ist. Manche Menschen nehmen die Botschaft ihrer Intuition als innere Stimme wahr, andere haben ein untrügliches Gefühl.

Das Dritte Auge unterhält die Funktion des physischen Sehens und in seiner Vertiefung – durch das Öffnen des Stirn-Chakras – das Sehen dessen, wie die Dinge wirklich sind, jenseits ihres Erscheinens. Zudem unterstützt es die intellektuellen Funktionen. Dass es Sein und Schein gibt, inneres Sein und äußere Erscheinung, mutet an wie eine den Dingen innewohnende Dualität. Mit dem Dritten Auge sehen zu lernen, weckt die Erkenntnis, dass sich das Sein durch den Schein ausdrückt, dass sich das Innere im Äußeren gestaltet. Daraus lässt sich rückschließen, dass die Dualität in sich die Einheit birgt. Solange man Widersprüche wahrnimmt, ist nur die Fähigkeit zu sehen noch unentwickelt. Häufig nimmt man in einem solchen Falle an, dass die Welt der Veränderung bedarf und entwickelt seine persönliche Macht, um sie zu verbessern. Selbstverständlich fühlt man sich berufen und fühlt sich im Recht. Gelegentlich meint man sogar, für andere weit besser entscheiden zu können, als diese es selbst vermögen. In seiner Machtverblendung verkennt man sogar die Anmaßung, die in dieser Haltung liegt. Man übersieht das Recht der anderen, für sich selbst zu entscheiden, ihr Recht in Verhältnissen zu leben, die man selbst nicht für gut hält, ihr Recht, ihre eigenen Probleme und Problemlösungen zu erfahren und zu erproben. Moral ist ein Thema des Dritten Auges. In der Meinung, im Recht zu sein, vergisst man seine Beschränktheit, seine begrenzte eigene Perspektive. Andere befinden sich in einer anderen Situation und haben ihren eigenen Blickwinkel. Manchmal sieht man diesen nicht und berücksichtigt auch nicht, dass so etwas möglich sein kann, eine andere Sichtweise zu besitzen als die, über die man selbst verfügt. Wenn man sein Sehen weit werden lässt, wird damit eine größere Gelassenheit einhergehen. Mehr und mehr wird offenbar, dass die Fülle der Welt eine Vielfalt bedeutet, die Tausende von Wahrheiten für Tausende von Menschen schenkt. In der kleinsten Begebenheit liegen die vielfältigsten Bedeutungen für jeweils verschiedene Betroffene – und niemand hat die Wahrheit gepachtet.

Mehr und mehr zu sehen, was wirklich ist, kann das Öffnen des Dritten Auges bescheren. Ob das unbedingt ein Geschenk ist, mag dahingestellt bleiben. Es gibt Dinge, die in ihrem Verborgen-Sein leichter zu ertragen sind als in ihrer unverhüllten Existenz. Zu sehen, dass andere, womöglich geliebte Menschen, in ihr vermeintliches Verderben laufen und nicht eingreifen zu können, um sie aufzuhalten, ist ein schweres Lehrstück. Keine Macht ausüben. Geschehen lassen. Dabei innerlich beteiligt sein, mitfühlen. Sich nicht aufdrängen mit dem größeren Weitblick, auf Ratschläge verzichten. Schweigen. Auf die triumphierende Haltung desjenigen zu verzichten, der im Recht ist. Das sind die Aufgaben, die das Dritte Auge stellt. Ich sehne mich danach, kein Urteil mehr zu fällen, womit auch immer ich mich konfrontiert sehe. Ich wünsche mir die Gelassenheit, ja zu sagen – die Sinnhaftigkeit jedes Geschehens anzunehmen – bei allem, was mir begegnet, erst recht bei allem, was mir durch andere entgegengebracht wird. Das ist nicht Gleichgültigkeit. Es ist eine tiefe Akzeptanz der individuellen Würde eines jeglichen Menschen und das Vertrauen, dass jedem Menschen das beschert wird, was sein persönliches Wachstum fordert und fördert, auch wenn ich die Bedeutung von dessen Lernschritt gerade nicht ermessen kann. Irrtümer sind an der Tagesordnung. Man sieht im Allgemeinen nicht, was wirklich ist. Man unterliegt häufig einer Fehlsicht. Das Beispiel von optischen Täuschungen demonstriert, wie Verblendung geschieht. Bezüglich komplexeren Sachverhalten sind Täuschungen nicht nur optisch, sondern beziehen sich auf den Inhalt bzw. den Gehalt der in Frage stehenden Sache.

In der Therapie geht es immer um Erkenntnis, um die Erkenntnis seiner selbst und der Lebenszusammenhänge, in denen man sich befindet. Es geht um die Erkenntnis der Verblendungen, denen man unterliegt, und um das Durchschauen derselben. Letztlich erwirbt man durch eine Therapie eine vertiefte Kenntnis von sich selbst, die insbesondere dann dringend zu entwickeln ist, wenn man mit sich und seinen Lebensumständen uneins ist. In diesem Bereich ist man gewöhnlich in einem Irrtum befangen. Wenn man weiß, wie es um einen bestellt ist, kann man das Bedrückende in seinem aktuellen Leben bewusst verändern – denn im Allgemeinen führt ein aktuell nicht lösbares Problem zum Aufnehmen einer Therapie – oder man kann es akzeptieren, indem man erfasst, welche Lektion sich für einen in der aktuell zu bewältigenden Schwierigkeit verbirgt.

Die Folge von »trainiertem« Durchblick ist Ent-Täuschung, mithin Befreiung von der bestehenden Täuschung. In dem Geneigt-Sein, dem spontanen Eindruck zu glauben, hält man den Schein für wahr. Wenn man durch näheres Hinsehen tieferen Einblick gewinnt, ist es erforderlich, seine Sichtweise zu korrigieren. Das Weltbild gerät ins Wanken, man wird unsicher, empfindet Schmerz angesichts des Verlustes seiner lieb gewordenen, griffigen kleinen Wahrheit. Enttäuschung schmerzt. Unsicherheit zu akzeptieren, ist Teil der Authentizität im Umgang mit persönlicher Autonomie. Die Enttäuschung eröffnet Neuland, doch das Alte ist in seinem Wert unwiederbringlich verloren, besitzt allenfalls noch nostalgische Bedeutung. Das Neuland zu erobern, geht mit neuen Täuschungen einher. Dinge, die über den Verstand gehen, sind Themen des Dritten Auges. Das sind Sachverhalte, die verstandesmäßig zu bearbeiten sind, wie die Erkenntnis, dass es zuweilen notwendig wird, alte Glaubenssätze aufzugeben und sich ein neues Wertsystem zu erstellen.

In der Sage von Ödipus wird dem Vater prophezeit, dass sein Sohn ihn umbringen wird. Das Schicksal vollzieht sich gemäß der Weissagung trotz der Versuche, ihm zu entrinnen. Als Ödipus – auf der Suche nach seinem Vater – erkennt, was ihm geschehen ist, welches Verbrechen ihm unwissentlich, als er den lästigen Alten auf seinem Weg erschlug, unterlief, blendet er sich selbst. Er möchte nichts mehr sehen, nun, da er erkannt hat, welch tragisches Geschick ihm zuteil wurde. Verblendung ist Schutz vor dem Anblick der schonungslosen Nacktheit einer unerträglichen Wahrheit. Dinge, die über den Verstand gehen, sind Themen des Dritten Auges. Das sind die Dinge, die einem zu hoch sind, die größer sind, als es derVerstand zu fassen vermag.

Als Beispiel aus meiner Praxis fällt mir eine Frau ein, deren Energie im Dritten Auge übermäßig stark zentriert war. Sie war Lehrerin, äußerst gewissenhaft und verantwortlich in ihrem Handeln, immer präsent und »brav« in der Therapie. Wenn sie von ihrer Arbeit erzählte, hörte ich, wie sorgfältig sie ihre Pflicht erledigte, wie hoch ihre Ansprüche an sich selbst waren und wie sie ihnen mit Anstrengung gerecht wurde. Skrupulös war sie, weit entfernt davon, irgendetwas zu leicht zu nehmen. Ich begegnete ihrer Ernsthaftigkeit nach meiner Möglichkeit entlastend. Ich stellte ihr einen Stuhl so hin, dass sie ihre Beine darauf legen konnte. So lehnte sie sich zwangsläufig beim Sitzen an. Es ergab sich, dass wir viel lachten in der Therapie. Ich bemühte mich, sie immer wieder auf die schönen Seiten des Lebens hinzuweisen. Um ihr überfordertes Drittes Auge zu entlasten, ließen wir die überschüssige Energie im Kopf über Nacken und Rücken hinunter fließen. Wenn die Energie statt im Kopf vermehrt im Rumpf heimisch wird, sehen wir plötzlich anders. Wir nehmen die Dinge anders wahr. In einer insgesamt entspannteren Haltung verschieben sich die Wichtigkeiten im

Leben. (Probieren Sie es aus: Legen Sie die Füße hoch und denken Sie in dieser Haltung über das nach, was momentan in Ihrem Leben große Wichtigkeit besitzt.) Das geht so weit, dass sich intellektuelle Besessenheiten in nichts auflösen, sobald man zur inneren Ruhe gelangt. Im Kopf sammeln sich die Sätze darüber »wie es sich gehört«. Im Herzen wissen wir, wie es für uns richtig ist, unabhängig davon, wie es uns in der Kindheit und im späteren Leben, z.B. über die Medien, eingebläut wurde, wie »*es* sein soll«, weil »*man* das so macht«.

Auf der Ebene des Dritten Auges wird entschieden, was auf den übrigen Zentren an Energie einströmen oder ausströmen darf. Man kann auf der Ebene des Dritten Auges die anderen Zentren blockieren. Beispielsweise können Sie durch den Zweifel daran, ob Ihre Arbeit die richtige ist, verhindern, dass Sie sich wohl fühlen und so die Früchte Ihrer Arbeit ernten. Sie können Ihre Sicherheit auf materieller Ebene von Ihrer mangelhaften Einsicht oder Ihrem Zweifel her verhindern. Oder Sie können durch fortgesetzte Zweifel daran, ob dieser Mensch jetzt der Richtige in Ihrem Leben ist, Ihr Herz hindern, sich in Liebe zu entfalten und die Liebe zu nehmen, die Ihnen gegeben wird. Das Dritte Auge ist die Schaltzentrale, von der aus alles blockiert oder in Fluss gesetzt werden kann. Von daher ist es manchmal schwierig zu unterscheiden, ob man jetzt am Stirn-Chakra oder an einem anderen Zentrum arbeiten muss.

Ein junger Mann kam mit der Bitte um eine Berufsberatung zu mir. Während er mir seine Lage schilderte, spürte ich intuitiv, dass wir meditieren sollten. Wir öffneten die Zentren, wie in den bisherigen Übungen angegeben, von unten nach oben. In der Meditation wurde plötzlich klar, dass sich dieser Mann mit seinem Vater beschäftigen musste und nicht etwa mit der

Frage, welche Richtung er beruflich einschlagen sollte. Die Berufswahl war im Grunde schon getroffen. Es ging in der Entwicklung des jungen Mannes darum, dass er die Bestätigung seines Vaters wollte für seine Wahl und eine Bestätigung seiner männlichen Rolle. Ich entließ ihn mit dem Rat, seinem Vater mitzuteilen, wie sein Berufswunsch lautete, den er selbst völlig eindeutig formuliert hatte. Die akute Symptomatik des jungen Mannes war eine Erschöpfung körperlicher Art, die zu einer banalen Erkrankung geführt hatte. Sein Bestreben, gedanklich zu lösen, was auf einer tieferen Ebene angesiedelt war, musste scheitern. Die Blockierung lag nämlich auf der Ebene des Sakral-Chakras – körperlich anzunehmen, was ihn versorgte und emotional Geborgenheit zu finden durch die Akzeptanz seines Vaters. Gedanklich verstrickte sich der junge Mann in immer kompliziertere Verästelungen des Zweifels. Durch die Meditation änderten wir seine Blickrichtung, und so lösten sich seine Zweifel und sein Problem.

Übung

Begeben Sie sich an Ihren Meditationsplatz mit der inneren Bereitschaft, etwas Neues über sich zu erfahren. Öffnen Sie in aller Ruhe ihre Chakras von unten nach oben mit den Farben des Regenbogens, bis Ihre Farben in der von Ihnen gewünschten Klarheit und Leuchtkraft erstrahlen.
Erlauben Sie Ihrem dringendsten Wunsch zu erscheinen. Kleiden Sie ihn innerlich in Worte. Stellen Sie sich vor, wie es aussieht, wenn der Wunsch wirklich wird. Imaginieren Sie sich selbst nach der Verwirklichung des Wunsches.

Sehen Sie sich in dem Zustand, der entsteht durch die Manifestation Ihres Wunsches. Lassen Sie Ihre Fantasie arbeiten bis zur Vollendung dessen, was Sie sich wünschen. Betrachten Sie sich und Ihre Umgebung. Spüren Sie sich, fühlen Sie die Befriedigung, die Freude über den von Ihnen ersehnten Zustand. Fühlen Sie die Entspanntheit oder den Jubel in Ihrer Brust, und genießen Sie die Fülle des Gedankens: Endlich habe ich erreicht, was ich wollte. Sehen Sie die Konsequenzen, die aus Ihrem Wunsch für Sie nebenbei entstehen. Sehen Sie mit Klarheit und Schonungslosigkeit, was aus Ihrem Wunsch alles für Sie und für Ihre nächste Umgebung erwächst. Erleben Sie die verändernde Kraft Ihres Wunsches bis in Ihre geheimen Tiefen. Erkennen Sie die Tragweite Ihres Wunsches in Ihrer gewohnten Welt. Verweilen Sie in Ihrer Wunsch-Welt, so lange Sie wollen.

Wenn Sie genug erfahren haben über Ihren Wunsch und die Wirkungen, die er auf Sie und Ihr Leben haben wird, besinnen Sie sich wieder auf sich selbst und den Anblick, den Sie in Ihrer Regenbogen-Aura bieten. Sehen Sie, wie sich Ihre Farben verändert haben in der Tönung, der Leuchtkraft, der Ausdehnung und der Klarheit. Kehren Sie in Ruhe zurück in Ihre gewohnte Welt.

Wenn Sie Weiteres für die Verwirklichung Ihres Wunsches tun wollen, dann stellen Sie sich, wann immer es Ihnen einfällt, Ihre Aura so vor, wie sie Ihnen durch die Wirkung des Wunsches erschien. Wenn ich auf der gedanklichen Ebene, wenn ich mit dem Dritten Auge, mit meinem inneren Sehvermögen eine bestimmte Perspektive einnehme, dann resultiert daraus eine Haltung emotionaler Art. In meinem Selbstgefühl wirkt sie auf die materielle Basis zurück. Auf sämtlichen Ebenen meines Seins kann ich durch die Richtung meiner Gedanken einwirken, und zwar einerseits bestärkend, unterstützend und andererseits hindernd. Ich kann jegliche Arbeit meines Lebens zunichte machen, indem ich sie grundsätzlich in Zweifel ziehe. Und ich kann mein Sein würdigen, indem ich mit meinen Gedanken versuche es anzunehmen, es auf mich einwirken lasse, mich berühren lasse und in meine Gedanken einfließen lasse, was an Vielfalt und Facettenreichtum in meinem Sein auf den verschiedenen Ebenen Gestalt wird. Ich kann mein Sein würdigen, indem ich es betrachte und ohne Voreingenommenheit annehme, bejahe mit allem, was es mir bietet. Dabei kann ich eine Last als Herausforderung an meine Kraft sehen und mich trainieren, oder ich kann die Last als Hinweis auffassen, es mir leichter zu machen, indem ich sie hinter mir lasse.

Beim Dritten Auge ist zu beachten: Dem Gedanken folgt Energie. In manchen esoterischen Schriften wird es ungefähr so ausgedrückt: Ich erschaffe durch meine Gedanken mein Leben, meine geistige, meine soziale, meine emotionale und meine materielle Wirklichkeit. Auch Gedanken, die wir nicht in Worte fassen, sind wirksam. Denken sie beispielsweise an Ihre diffusen Befürchtungen und Ängste. Die tragen in sich die Tendenz – je wortloser umso massiver – sich zu manifestieren. Von einer großen, sich materialisierenden Kraft sind auch die menschlichen Wünsche, das Begehren. Wenn Sie diese Dynamik voll erfasst haben, kann Ihr Leben sehr einfach werden. Sie brauchen sich nur Rechenschaft abzulegen über Ihre starken Motive, die negativen wie die positiven, über Befürchtungen wie Sehnsüchte, dann offenbart sich Ihnen das, was sich in Ihrem Leben thematisieren, was sich manifestieren wird. Beispielweise betrachten Sie einen Wunsch in seiner unverhüllten Gestalt, Sie formulieren ihn und sagen innerlich Ja. Dann können Sie gewiss sein, dass er sich erfüllen wird. Wenn Sie ihn mit Ihrem Zweifeln belasten, wenn sich Ihre Ängste und Sorgen darüber legen, dann verbergen Sie diesen Wunsch, Sie verzerren ihn, und er wird sich manifestieren in dieser verhüllten, verzerrten Weise. Dann haben Sie äußerlich die Bestätigung dessen, dass Ihre Sorge berechtigt war, dass Ihre Ängste sich bewahrheiten. So können Sie leicht verkennen, wenn Sie sich selbst gegenüber nicht schonungslos ehrlich sind, dass sich tatsächlich Ihre inneren Motive im Äußeren verwirklichen. Daraus lässt sich schlussfolgern, dass es sich lohnt, die geistige Reinheit zu verfolgen, um im Laufe von Jahren stetiger Übung dahin zu kommen, dass sich Ihre Wünsche als jegliches Leben unterstützende Energien auswirken.

Persönliche Themen, sich wiederholende Phänomene im Zusammenleben, außergewöhnliche Ereignisse, die immer wieder auftreten, sollten Sie besonders sorgfältig betrachten. Eine Frau hat einen tyrannischen Vater. Er ist ein ausgemachter Egoist und lässt seine Launen bevorzugt an den Frauen in seiner Familie aus. Diese Frau erfährt an ihrem Sohn ähnliche Verhaltensweisen, wie sie ihr von ihrem Vater her vertraut sind. Ihre Erklärung des Sachverhaltes ist die Vererbung. Der schlechte Charakter ihres Vaters, also des Großvaters des Kindes, schlägt ihrer Meinung nach bei dem Kind durch. Ich beobachte, dass sie dem Sohn wie dem Vater gegenüber keine Grenze zieht. Sie legt ihrem Sohn gegenüber dieselbe Haltung an den Tag wie gegenüber ihrem Vater, sie lässt ihn nämlich gewähren. Mithin lässt sie sich tyrannisieren von dem kleinen wie von dem alten Mann. Auf Grund ihres Unvermögens im Umgang mit der Tyrannei und dem Egoismus ihres Vaters schafft sie sich selbst in ihrem Leben wieder die Gelegenheit, sich mit ihren Bedürfnissen gegen einen Mann und dessen egoistische Ansprüche zu behaupten, diesmal durch die Erfahrung mit ihrem Sohn. Familiäre Bedingungen erweisen sich so lange als Lebensthemen, bis man begriffen hat, dass man selbst das Drehbuch schreibt für das, was man in seinem Leben umsetzt.

Die Schwierigkeit besteht darin, genügend inneren Abstand zu finden, um die eigene Rolle, das eigene Zutun zu dem Drama des persönlichen Lebens zu erfassen. Es sind nicht die anderen oder das blinde Schicksal, das zuschlägt. Ich selbst bin diejenige, die sich den Aufgaben zu stellen hat, die ich mir setze. Wenn ich beispielsweise immer wieder mit unfähigen Mitmenschen konfrontiert bin und das wieder und wieder auffasse als meine Aufgabe zu helfen, indem ich deren Arbeiten an ihrer Stelle erledige, kann es gut sein, dass mir das wieder und wieder passiert. Es wird so lange geschehen, bis ich meine Aufgabe als Helferin so durchdrungen habe, dass ich nicht mehr ersatzweise eingreife, sondern vielleicht die Geduld entwickele zuzuschauen, wie langsamere, unfähigere Mitmenschen eine Aufgabe auf ihre Weise bewältigen. Das Erkennen der höchst persönlichen Aufgabe ist gefragt. Diese Aufgabe ist gelöst, wenn ich mich in neue Zusammenhänge gestellt sehe, wenn das altbekannte Thema einfach nicht mehr in meinem Leben erscheint. Solange es uns näher liegt, uns mit den Problemen anderer zu befassen, kommen wir uns selbst nicht auf die Spur. Dieses Verkennen dessen, was von uns gefordert ist, ist auf einer inneren Ebene – in Schonungslosigkeit betrachtet – die Ausflucht vor uns selbst.

Was einem das Dritte Auge beschert, ist der Anblick seiner selbst. Die Aufgabe, die es einem damit stellt, ist, den Mut aufzubringen, sich mit sich selbst zu konfrontieren. Erkenntnis verlangt Mut, Selbst-Erkenntnis verlangt nahezu Unerschrockenheit. Es wäre gut, nicht vor Schreck zu erstarren, damit das Leben sich weiter ereignen kann, vielleicht in einer Neuauflage des Bekannten – zum Lernen – oder in der Begegnung mit noch nicht Gesehenem, Unvorstellbarem.

Das Kronen-Chakra

Beim Scheitel-Chakra sehe ich mich häufig konfrontiert mit Undurchlässigkeit. Leute ohne Verbindung zum Himmel haben unterschiedliche Arten von »Deckel« auf bzw. über ihrem Kopf. Manche tragen eine Art Helm, möglichst noch mit Ohrenschutz: Die Funktion dieser Vorrichtung soll dem Schutz dienen, ist aber vorwiegend Hindernis. Ich kenne es von mir, dass ich in Zeiten von Betrübt-Sein Wolken über mir fühle, je nach Grad der Bedrückung von grau und dicht bis zur Undurchdringlichkeit. Manche Menschen haben über sich eine Art Zwischendecke, die sie davor bewahrt, mit dem göttlichen Bereich in Berührung zu kommen. Die Verbindung zum Himmel zu unterbrechen, bedeutet den Gehorsam Gott gegenüber zu verweigern. Da dieser »Gehorsam« jedoch die innere Freiheit für den Menschen darstellt, geht mit der Verweigerung des Gehorsams Gott gegenüber die Unterwerfung unter einen Götzen, ein Idol, einen Gottesersatz einher. Atheisten sind sich oft nicht darüber klar, dass sie ihr religiöses Bedürfnis lediglich umleiten, aber nicht überwinden. Das Bedürfnis nach Religion ist ein dem Menschen existentiell innewohnendes Bedürfnis nach Sinnhaftigkeit und Zugehörigkeit. Die Sinnhaftigkeit können Sie sich für sich so vorstellen, dass von Ihrem Scheitel her Licht in Sie hineinfällt und durch Sie hindurchströmt und – indem es jedes einzelne Energie-Zentrum belebt – Sie vollständig lebendig und stark macht auf jeder Ebene Ihres Seins. Es entspricht dem, was in der amerikanischen Verfassung als »the pursuit of happiness« (= das Verfolgen von Glück) bezeichnet wird und als Erstes jedem Menschen garantiert werden soll. Dieses Glück ist jedenfalls individuell. Die Zugehörigkeit stellt sich dar über die Verbindung, die wir mit der Welt eingehen. Sie geht über einen hinaus und macht einem zum Teil eines Ganzen. Dadurch wird man nicht kleiner, weniger oder bedeutungsloser, sondern gewinnt im Gegensatz die Teilhaftigkeit an Größe, Fülle und Bedeutung, die man allein auf Grund seines persönlichen Seins niemals tragen bzw. ertragen könnte. Das geöffnete Kronen-Chakra vermittelt ein Aufgehoben-Sein in dreifachem Sinne. Als Teil des Ganzen sind Sie bewahrt in Ihrem Sein. Sie sind durch die Verbindung mit einer Sinnhaftigkeit erhöht und sind durch die Annahme des Göttlichen überwunden in Ihrer Kleinheit und Begrenztheit. Die Niedrigkeit des Menschlichen kann zunichte gemacht werden. Das ist ein kollektives Ziel. Es ist eine Stufe der Evolution, die der Menschheit zu erklimmen bevorsteht.

Wenn Sie mit der geistigen Führung keinen Kontakt haben, bedürfen Sie vermehrt festgelegter Regeln. Menschen, die ihre höchst eigene Verantwortung (vor Gott) scheuen, neigen dazu, sich verstärkt Regeln zu unterwerfen, die andere Autoritäten aufgestellt haben. Gehorsam gegenüber den Menschen kann jedoch für Gehorsam gegenüber Gott nur ein schwacher Ersatz sein.

Andererseits kann, wenn die Erweiterung ins Göttliche fehlt, die eigene Initiative so forciert werden, dass eine hohe Produktivität, eine scheinbar höchste Effizienz verzeichnet werden kann. Ein Mensch mit dieser energetischen »Behinderung« macht sich selbst zum Gott, allerdings auf der irdischen Ebene. Was fehlt, ist die geistige Dimension, die Sinnhaftigkeit. Es ist eine bloß äußere Betriebsamkeit, die einen solchen Menschen etwas schaffen lässt. Sie verschafft ihm keine innere

Befriedigung. Es fehlt ihm das Gefühl der Zugehörigkeit im kosmischen Gefüge. Offenbar erfährt man so eine geistige Ortlosigkeit. Der existentiellen Wichtigkeit der Wurzeln für die irdische Existenz entspricht die Verbindung ins Abstrakte für die geistige Existenz, die Sinn stiftet im alltäglichen Leben.

Bei Menschen ohne Verbindung zum Himmel findet sich häufig das Krankheitsbild der Depression. In ihr begegnet man nicht nur der absoluten Niedergeschlagenheit und Selbstvernichtung, sondern immer ist auch das Gefühl übersteigerter Selbsterhebung anzutreffen, wie es der Tatbestand, sich selbst zum Gott zu erheben, nahe legt. Bei Selbstmordgefährdeten gilt es, die Verbindung zum Himmel herzustellen, um ihre Absicht zu vereiteln. Seinem Leben selbst ein Ende zu setzen, bedeutet sich selbst göttliche Befugnis anzueignen. Im Akte der Selbstvernichtung ist die absolute Selbsterhöhung inbegriffen.

Zweifel im Sinne von Zunichte-Machen ist Ausdruck der Undurchlässigkeit des Kronen-Chakras. Bei diesem grundlegenden Zweifel – der sich darauf beruft, dass alles sinnlos sei – gilt dasselbe wie bei Minderwertigkeitsgefühlen – Argumente fruchten nichts. Die Zweifelnde verliert sich im »ja, aber«, aus dem kein Weg heraus weist. Manche Zweifelnde finden im Befolgen der Alltags-Routine ihren Weg wieder. Dieses Verfahren wird in einer Geschichte aus dem Zen nahegelegt, als ein Mönch seinen Meister nach dem Sinn des Lebens fragt. Der Meister fragt den Mönch daraufhin: »Hast du schon gefrühstückt?« Als der Mönch dies bejahte, bekam er den Hinweis: »Wasche deine Reisschale.« Das Nächstliegende zu tun, um die Verbindung zum Himmel herzustellen, erweist sich häufig als eine hilfreiche Empfehlung. Erfahre dich selbst als denjenigen, der du bist. Das kann dir ein Gefühl der

Sinnhaftigkeit vermitteln und damit das Scheitel-Chakra ein wenig öffnen für die göttliche Energie.

Übung

Öffnen Sie Ihre Chakras mittels Ihrer Vorstellung und unter Zuhilfenahme Ihrer Empfindungsfähigkeit, bis Sie in Ihrer von Regenbogenfarben durchdrungenen Aura erstrahlen. Legen Sie besondere Aufmerksamkeit in das Empfangen des Himmlischen Lichtes von oben.
Empfangen Sie das Göttliche Licht. Spüren Sie die Qualität des Lichtes in jedem einzelnen Ihrer Energie-Zentren. Hören Sie Töne oder Worte, die sich Ihnen innerlich mitteilen. Empfangen Sie die Gefühle, die das Licht in Ihnen weckt. Fühlen Sie: Das bin ich. Lassen Sie sich dazu Zeit.
Nehmen Sie die Stille in sich auf. Lassen Sie die Stille in sich ausbreiten, lassen Sie die Stille sich ausbreiten über Sie hinaus. Empfinden Sie die Weite, die sich Ihnen über Ihr geöffnetes Kronen-Chakra mitteilt. Schweigen Sie. Wann immer ein Gedanke in Worten auftaucht, bitten Sie ihn, in das Schweigen einzugehen. Gehen Sie selbst ein in das Schweigen. Werden Sie still.

Wenn Ihre Zeit gekommen ist, kehren Sie zurück aus dem Schweigen und finden Sie sich ein in Ihrer alltäglichen persönlichen Welt.

Machen Sie sich innerlich frei für das, was Sie das Schweigen lehren möchte. Vielleicht gibt es für Sie die Möglichkeit, auch im Äußeren zu schweigen. Dann erproben Sie für sich diese Erfahrung von Stille. Achten Sie dabei darauf, dass Sie auch Ihren Gedanken zu schweigen gebieten, um wirklich in die Stille einzugehen. Seien Sie gespannt auf das, was Sie durch Ihr Schweigen ernten.

Wie können Sie die Verbindung zum Himmel sonst noch herstellen? Vielleicht gelingt es Ihnen zu beten. Mit dem Scheitel-Chakra empfangen Sie Ihre kosmische Weisheit.

Die Freude ist das große Thema des Kronen-Chakras, die Freude, die sich vom Himmel ins Herz senkt. Die Freude dringt bis in Muskeln, Skelett und das Funktionieren der Organe, unter der Voraussetzung, dass man sie nirgendwo blockiert. Sie dürfen die Freude mit Ihrem Kronen-Chakra aufnehmen und können sie fließen lassen durch sämtliche Ebenen Ihres Seins, sie verteilen über alle Chakras und in Ihre Umwelt verströmen.

Alles, was uns geschenkt ist

Bei genauem Betrachten der Welt und der Menschen lässt sich feststellen, dass die Dinge und die Ereignisse nicht eine ihnen innewohnende Bedeutung haben, sondern dass der Mensch ihnen ihre Bedeutung verleiht. Diese Bedeutung, die er ihnen verleiht, ist nicht etwa universell für alle gleichermaßen gültig, sondern hat eine höchst subjektive Bedeutung für jeden allein. Diese Idee soll im Folgenden vertieft werden.

Wir alle sind dem Wetter unterworfen. In der Unterhaltung mit anderen Erwachsenen über unsere Kindheiten finde ich immer wieder, dass die Sommer wunderschön warm waren, nie zu heiß; dass die Winter hell und kalt und mit herrlichem Schnee unsere Herzen höher schlagen ließen; der Herbst mit seinem kräftigen Wind war wunderbar und der Frühling voller Verheißung – mit einem Wort: Das Wetter war immer genau richtig, es war wunder-voll. Heute empfinden viele Erwachsene, dass es drückend heiß ist, unbehaglich nasskalt, dass der Schnee schmutzig und abscheulich ist – und eigentlich ist es fast immer zu kalt oder zu nass oder zu heiß. Es ist nie richtig. Hat sich die Welt so verändert in den letzten zwanzig Jahren? Wenn ich die Kinder ansehe, komme ich zu dem Ergebnis, dass sich die Menschen vom Kind-Sein zum Erwachsen-Sein so verändern. Sie sind nicht mehr in der Lage, die Dinge, die Umstände zu nehmen, wie sie sind. Sie verleihen die Bedeutung. Anscheinend ist es ein Merkmal des Erwachsen-Seins, dass man bevorzugt negative Bedeutungen verleiht. Man nimmt das, was voll Wunder ist, nicht mehr wahr.

Vor kurzem sprach ich mit einem Mann, der vor einigen Monaten sein zweites Kind bekommen hatte. Aus meiner Erfahrung des Familien-Zuwachses mit durchaus unerfreulichen Begleiterscheinungen, wie häufig unterbrochenen Nächten, Versinken in einer Häuslichkeit, die manchmal etwas Erstickendes an sich hat, fragte ich ihn, wie es ihm denn ginge. Darauf antwortete er: »Mir geht's immer gut. Mir kann's überhaupt nicht schlecht gehen. Ich habe eine liebe Frau und zwei süße Kinder. Wie soll es mir denn da nicht gut gehen.«

Leider ist den wenigsten Menschen eine solche Weltsicht gegeben. Es ist normal, morgens aufzuwachen mit dem ärgerlichen Gefühl, dass die Nacht zu kurz war und dass man eigentlich noch ein bisschen schlafen will. Man erfasst nicht, ja man verschwendet nicht den Anflug eines Gedankens daran, dass man aufwacht in einem warmen Bett mit einem Dach über dem Kopf, das den Regen, der draußen herniederströmt, von einem fern hält. Nein, man blickt zum Fenster mit weiterem Missbehagen, dass heute schon wieder so ein ekelhaft feuchter Tag ist, an dem man mit gesenktem Kopf – ohne den Himmel zu sehen – durch die Straßen voller miesepetrig guckender Menschen hastet, um seinem Tagesgeschäft nachzugehen.

Nachlässig erfüllt man die Pflichten, die die Zivilisation auferlegt. Man stellt sich unter die Dusche, um wach zu werden, ohne das Wunder zu genießen, dass da Wasser auf einen herabfließt in wohliger Temperatur, einfach im Handumdrehen. Man bereitet sich lustlos sein Frühstück, stopft es gedankenlos oder mit Gedanken an die – meist unerfreulichen – Dinge, die einen am Tag erwarten, in sich hinein, vielleicht noch mit der Beklemmung, dass es schon wieder dazu beitragen wird, irgendwelche Fettpölsterchen aufzufüllen und man sich so von »seinem« Schönheitsideal weiter entfernt. Man denkt an irgendwelche Cholesterinspiegel und daran, dass Kaffee eigentlich gar nicht gesund ist. Vielleicht liest man die Zeitung, doch dass das Entspannung bedeuten soll, ist angesichts des Tenors der täglichen Katastrophenberichte ein Hohn. So verstärkt man sein Grundgefühl, dass diese Welt ein unwirtlicher Ort ist, dem man machtlos ausgeliefert ist.

Sie können eigentlich nur Ihren Kopf einziehen und irgendwie versuchen, sich gegen die übermächtigen feindlichen äußeren Einflüsse unempfindlich zu machen und mit trotzig zusammengebissenen Zähnen den Kampf gegen das tägliche Ungemach aufnehmen. Im Grunde bleibt nur die Hoffnung, verschont zu werden. Das Beste, was einem gelingt, ist die Haltung: »Irgendwie werde ich es schon schaffen.« Es bleibt die Grundhaltung, ein Spielball schicksalhafter Gewalten zu sein.

Was kann da heraushelfen? Eine kindliche Sehnsucht danach, dass irgendeine übermächtige Gestalt die Schwierigkeiten, die einem unweigerlich begegnen, aus dem Weg räumt, raubt eher die eigene Kraft, als dass sie unterstützen könnte in der täglichen Lebensbewältigung. Erstaunlicherweise wird man auch gerade mit dem konfrontiert, was einem besondere

Schwierigkeiten bereitet. So fragt sich eigentlich jeder Mensch: »Warum gerade ich? Warum geschieht das mir?« Und das ist der Schlüssel.

Übung

Nehmen Sie Ihre gewohnte Meditationsposition ein und öffnen Sie Ihre Chakras mit den Farben des Regenbogens in der Ihnen gebührenden Ausführlichkeit. Lassen Sie zur Vollendung Licht in sich ein. Richten Sie sich auf, werden Sie leicht und weit.

Jetzt erinnern Sie sich an eine Situation, in der Sie deutlich von dem Gefühl »Warum passiert das ausgerechnet mir?« überwältigt wurden. Lassen Sie zu, dass sich die Situation entfaltet, mit allem, was zu ihr gehörte. Empfinden Sie genau, was sich da abspielt. Fühlen Sie die Temperatur, machen Sie sich deutlich, wie die Lichtverhältnisse sind, spüren Sie Ihre Befindlichkeit, körperlich und gefühlsmäßig. Erfassen Sie die Stimmung, die Atmosphäre. Nehmen Sie sich Zeit, die ganze Situation in ihrem vollständigen Ablauf gründlich nachzu»leben«.

Finden Sie das Ende Ihrer Nachbetrachtung und spüren Sie, wie Ihr Schutzengel, Ihr Geist der Einsicht und Weisheit, Ihnen beisteht. Stellen Sie ihm innerlich Ihre Frage: »Warum geschah das mir? Was soll ich daraus lernen?« Empfangen Sie Ihre Antwort ohne Voreingenommenheit.

Natürlich haben Sie eine Antwort bekommen. Ihr Engel hat nicht gesprochen? Es war überhaupt kein Engel da? Wie haben

Sie sich denn körperlich gefühlt? War da vielleicht eine Enge im Hals? Hat es Sie niedergedrückt? Haben Sie so etwas wie einen Schlag in den Rücken gespürt? All das sind Antworten. Sahen Sie eine Farbe und haben keine Ahnung, was das heißen soll? Die Farbe ist die Antwort. Sie haben überhaupt nichts gesehen und gehört, Ihnen war nur plötzlich lausig kalt – und diese ganze Meditation, ach, die macht Sie immer nur müde, obwohl Sie nur still dasitzen. Die Kälte ist die Antwort und das Gefühl der Mutlosigkeit, der Vergeblichkeit. Ist es Ihre Art, schnell die Flinte ins Korn zu werfen? (Sie brauchen vorerst nur sich selbst gegenüber ehrlich zu sein.) Oder gehen Sie hartnäckig und verbissen wieder und wieder an eine einmal begonnene Aufgabe, bis Sie endlich das in Angriff Genommene bewältigt haben, mit welchem Kraftaufwand auch immer? Hier gewinnt Ihre Meditation praktische Bedeutung: Setzen Sie das Ergebnis zu Ihrer Erfahrung mit sich selbst ins Verhältnis.

Vielleicht haben Sie so etwas Merkwürdiges erlebt, dass Sie plötzlich ganz klein wurden. Möglicherweise sind Sie eine Frau, die sich gern klein macht. Bei Schwierigkeiten finden Sie die Lösung am verlockendsten, ein Mäuschen zu werden. Dann könnte die Botschaft heißen: Schau doch mal, wie es dir geht, wenn du so groß bleibst, wie du eigentlich bist. Oder Sie sind eine Frau, die bei jedweder Schwierigkeit tief einatmet, im Geiste die Ärmel aufkrempelt und sich sagt: »Dann mal los.« Dann zeigt Ihnen diese Meditationserfahrung vielleicht einen Weg, den Sie auch einmal probieren könnten: Stellen Sie sich vor, Sie reagierten auf Ihr Problem so, dass Sie die Haltung einnehmen: »Das ist eine Nummer zu groß für mich. Da gehe ich nicht ran, sondern ich ziehe mich ins nächste Mauseloch zurück.« Auch dies kann ein Lernschritt sein in einer Welt der Herausforderungen.[10] Es ist uns gestattet zu wählen. Wir müssen uns nicht alles, was sich uns anbietet, zu Eigen machen.

Es ist nun einmal so, dass es Menschen gibt, die sich bevorzugt »drücken«; und es gibt Menschen, die sich immer zuständig fühlen. Das sind beides Varianten des Verhaltens, die jedem zur Verfügung stehen müssen. Manchmal ist es uns erlaubt, die Dinge geschehen zu lassen und nicht einzugreifen; und manchmal ist es erwünscht, sich aufzuraffen und herzhaft zuzupacken. Jedes zu seiner Zeit. Eignen Sie sich doch die volle Palette menschlichen Handlungsvermögens an. Probieren Sie sich aus, auf diesem Spielplatz des menschlichen Lebens. Ich verleihe den Dingen, die mir begegnen, die Bedeutung. Da gibt es eine Schwierigkeit – und ich begegne ihr. Da erfahre ich, wie ich in einer Situation reagiere. Oh, ich kann auch anderes. Das weiß ich aus anderen Situationen. Auch das bin ich, auch so kann ich sein. Ich *verleihe* den Dingen die Bedeutung. Ich brauche sie nicht festzukleben. Heute bedeutet mir etwas das, was ich wünsche und für mich annehme. Morgen bedeutet mir dasselbe das, was ich nicht annehme, von dem ich Abstand nehme. Schließlich essen wir auch nicht jeden Tag dasselbe.

Machen Sie sich innerlich weit für die ganze Fülle des Lebens. Öffnen Sie sich für das Wunder, das allen Menschen geschenkt ist. Sie dürfen es auspacken und benutzen, sie dürfen es beiseite legen und irgendwann hervorholen, um es genauer anzusehen. Sie dürfen ein Geschenk auch zurückweisen. Nur machen Sie das auch im täglichen Leben nicht, gewöhnlich aus Höflichkeit. In einem größeren Zusammenhang stellt sich die Frage: Wie weise ich das Geschenk, z.B. des Wetters, zurück? Es scheint kein Ausweichen zu geben bei schicksalhaften Begebenheiten. Man kann sich schon ein wenig drücken. Bei

Zahnschmerzen etwa wird deutlich, dass ein Ausweichen nur kurzen Aufschub bringt, wie die Erfahrung lehrt. Denn die Zahnschmerzen lassen sich nicht unbeachtet wegräumen oder gar durch Ignorieren beseitigen. Sehen Sie sich konfrontiert mit einer Auseinandersetzung, dann schauen Sie, wie Sie sie annehmen können. Ist es etwa eine Erprobung Ihrer Kraft, sich durchzusetzen; oder wurde sie Ihnen geschenkt, als eine Korrektur der Position, die Sie eingenommen haben? Vielleicht aber begegnet Ihnen in der gefürchteten Auseinandersetzung, die Sie mit Mühe zu vermeiden suchen, etwas völlig Unerwartetes, was Ihnen ganz neue Einblicke beschert in die Wunder dieser Welt. Und – das ist die früheste Lebenserfahrung, die einem schon mit der Geburt gegeben wird – Schmerz ist ein Teil dieser menschlichen Welt.

Zurück zur Konkretion auf der Ebene der Energiezentren. Nehmen Sie an, es ist Ihnen geschenkt, dass Sie sich vornehmlich um Ihren Bodenkontakt kümmern dürfen. Da gibt es vielfältige Möglichkeiten, die Sie üben können. Um einige aufzuzählen: Tanzen, Spazierengehen, Putzen, Brotbacken oder T'ai Chi. Zusätzlich haben Sie vielleicht einen weit geöffneten Trichter nach oben. Da könnten Sie also die Elemente der oberen Welt nach unten holen, Geistiges materialisieren. Versuchen Sie, für ein gedankliches Problem eine konkrete Umsetzung zu finden. Nehmen wir an, es mangelt Ihnen momentan im Leben an Stehvermögen. Stellen Sie sich hin und spüren Sie Ihren Empfindungen nach. Lassen Sie Ihre Gedanken laufen und registrieren Sie dabei, was und wie Sie denken. Fühlen Sie. Die Sprache bildet den Übergang. Ich fühle mich am Boden. Setzen Sie es konkret um und legen sich auf den Boden. Wenn wir die verbal bezeichnete Situation ins Konkrete umsetzen, werden gewöhnlich Gefühle ohne weiteres Zutun aktualisiert. Stellen Sie sich ihnen. Erleben Sie Ihre Gefühle, lassen Sie Ihre Gefühle sein, wie sie sind. Gönnen Sie Ihren Gefühlen die Zeit, die sie beanspruchen. Fühlen Sie Ihre Gefühle. Ein reißender Schmerz überwältigt Sie. Gehen Sie dem nach, wo es in Ihrem Körper reißt. Atmen Sie hin zu Ihrem Schmerz und registrieren Sie, wie sich der Schmerz durch den Zustrom Ihres Atems verändert. Achten Sie auch darauf, welche Partien Ihres Körpers nicht betroffen sind. Beobachten Sie Ihre Gedanken, spüren Sie den Formulierungen nach, mit denen Sie denken, während der Schmerz in Ihnen wühlt. Versuchen Sie, jedem einzelnen Energie-Zentrum Aufmerksamkeit zu widmen, um seine Beschaffenheit zu ermitteln. Selten sind wir völlig überwältigt oder niedergeschmettert. Fast immer gibt es irgendetwas in Ihnen, was intakt ist. Erfahren Sie sich in voller Differenzierung. Es geht Ihnen nicht ganz und gar schlecht. Stellen Sie sich der spezifischen Qualität Ihres Befindens in der ganzen Fülle Ihres Seins.

Nehmen Sie als Beispiel für ein zuweilen überwältigend schmerzhaftes Gefühl einen Anfall von Eifersucht. Wie fühlen Sie Ihre Eifersucht? Wühlt die Eifersucht in Ihrem Bauch oder sticht sie im Herzen? Konfrontiert Ihre Eifersucht Sie mit Ihrer scheinbaren Unzulänglichkeit, oder fühlen Sie sich durch die Eifersucht in Ihrem Lieben gefährdet? Fordert die Eifersucht von Ihnen, dass Sie Ihr Selbstwertgefühl stärken und sich dementsprechend mit Ihrem Sonnengeflecht beschäftigen? Oder müssen Sie sich mit Ihrem Lieben und Geliebt-Werden auseinander setzen und Ihre Aufmerksamkeit vornehmlich Ihrem Herzen zuwenden? Es gibt darüber hinaus die Möglichkeit, dass Ihre Eifersucht Ihnen Ihre Grenzen aufweist, folglich Arbeit am Kehlkopf-Chakra verlangt, die häufig im Wechsel mit dem Solarplexus auftritt. Erinnern Sie sich: Das Hals-Chakra entspricht der Hinwendung zum Du. Im Sonnengeflecht sitzt das Ich-Gefühl. Erforschen Sie Ihr Empfinden. Was liegt Ihrer Eifersucht zu Grunde? Beneiden Sie den Menschen, auf den Sie eifersüchtig sind? Gelingt dem »Objekt« Ihrer Eifersucht etwas, was Sie können wollen und nicht erreichen? Verfügt der Auslösende Ihrer Eifersucht scheinbar mühelos über eine Eigenschaft, um die Sie sich vergeblich bemühen? Sind Sie bedürftig und bekommen nicht genug, so daß niemand außer Ihnen die Aufmerksamkeit Ihres Geliebten beanspruchen darf? Sind Sie mit sich im Grunde unzufrieden? Was fehlt Ihnen? Was brauchen Sie zu Ihrer Zufriedenheit? Finden Sie sich selbst nicht gut? Oder gibt Ihr Geliebter Ihnen nicht das, was Sie brauchen? Gibt er es Ihnen nie? Warum haben Sie einen Geliebten für sich gewählt, der Ihnen das vorenthält, nach dem Sie sich sehnen? All diese und sicher noch viele weitere Fragen können das Motiv Ihrer Eifersucht aufklären. Das Motiv zu ergründen, ist die Voraussetzung für die Heilung der Eifersucht. Wenn die Person, auf die Sie eifersüchtig sind, etwas hat oder kann, was Sie für sich gern hätten, hilft nur die Arbeit an sich selbst, auf dass Sie die begehrte Eigenschaft oder Fähigkeit selbst erwerben. Es lohnt sich auch sicher noch die Frage: Benötige ich das, was ich neide, wirklich zu meiner persönlichen Zufriedenheit? Genauer gefragt: Bringt es mir Frieden, wenn ich das Geneidete für mich besitze? Neid entlarvt scheinbar das Motiv, sich bereichern zu wollen. Faktisch jedoch wenden Sie sich, wenn Sie andere beneiden, von sich selbst ab. Es ist ein zutiefst anzuerkennendes menschliches Motiv, sich bereichern zu wollen. Es ist nur so schwierig zu erkennen, welche Güter tatsächlich zum eigenen Reichtum beitragen. Solange man sich mit den Kirschen in Nachbars Garten beschäftigt, kommt überhaupt nicht der Schatten der Idee auf, dass der Salat im eigenen Garten das ist, dessen man bedarf. Neid führt weg vom eigenen Weg und lässt die Entwicklung stagnieren. Solange man an seinen Gefühlen von Neid festhält, versäumt man sein eigenes Leben. Bekäme man das, was anderen gehört, würde man niemals zu seiner Zufriedenheit gelangen. Sie können sich getrost und in Ruhe dem zuwenden, was in Ihrem Leben an Ausstattung vorhanden ist. Es ist das Ihnen Angemessene. Wenden Sie Ihren Blick nach innen, Ihren Fähigkeiten und Ihren Besitztümern – inneren und äußeren – zu. Spüren Sie, wie Sie das Betrachten Ihrer Lebens-Ausstattung berührt. Nehmen Sie wahr, was sich Ihrem inneren Auge bietet beim »Inventarisieren«, was Ihnen an Wertvollem zur Verfügung steht und was eigentlich nur Platz beansprucht und im Grunde für Sie verzichtbar ist.

Wenn Sie bedürftig sind, dann bleibt als Lösung dieses Problems die Formulierung Ihres Bedürfnisses. Dann erst kann es erfüllt werden. Werden Sie sich klar über Ihr Bedürfnis. Haben Sie den Mut, es für sich zu formulieren und zu äußern. Nur so besteht die Chance, dass Ihr Bedürfnis gestillt wird. Vielleicht sind Sie zufrieden, wenn Ihr Bedürfnis gestillt ist, wenn Sie satt sind und ohne weiteres Begehren. Vielleicht sind Sie aber auch dann nicht zufrieden, weil Sie sich ohne Sehnsucht wie orientierungslos fühlen. Plötzlich gibt es keine Richtung mehr, in die es Sie zieht, da existiert kein Wunsch mehr, der über Sie und Ihre augenblickliche Situation hinausweist. Sie fühlen sich zurückgeworfen auf die Gegenwart, auf sich, auf Ihr aktuelles

Sein – und es fehlt Ihnen das Bild einer verheißungsvollen Zukunft. Manchmal ist es gar nicht so erfüllend, wie Sie es sich vorgestellt haben, wenn sich ein Wunsch realisiert.

Riskieren Sie auch, dass Sie das Gewünschte nicht bekommen, selbst auf Bitten und Forderungen nicht. Dann steht es an, dass Sie sich mit dem Mangel auseinander setzen. Was bedeutet dieser Mangel für Sie? Welche neuen Wege eröffnen sich Ihnen auf Grund dessen, dass Ihr Bedürfnis bleibt, anstatt durch seine Erfüllung beseitigt zu werden? Wofür werden Sie durch diesen Mangel befreit? Überprüfen Sie, was Ihrem Wunsch zu Grunde liegt. Gehen Sie Ihrem Bedürfnis schonungslos auf den Grund. Stellen Sie sich dem Gedanken, dass Ihr Bedürfnis möglicherweise nicht echt ist. Wagen Sie den Gedanken, dass Sie sich irren können. Es könnte sein, dass das Leben für Sie Geeigneteres auf Lager hat, als Sie es sich bislang ausgemalt haben mit Ihren scheinbaren Bedürfnissen. Das Leben ereignet sich für Sie in genau der Weise, die für Ihr aktuelles seelisches und geistiges Wachstum erforderlich ist.

Die Menschen wachsen nicht immer gern. Da sind sie – scheinbar plötzlich – konfrontiert mit Dingen, die sie bislang nicht kannten, und sie sind aufgefordert, sie zu bewältigen. Das Altvertraute ist unversehens nicht mehr passend, nicht mehr geeignet, obwohl es doch noch angenehm erschien und einfach hätte weiter gehen können. Es geht nicht immer so weiter. Die Dinge, die Lebensumstände verändern sich, Menschen selbst verändern sich. Bedürfnisse und Wünsche verändern sich. Diese Veränderung selbst, die oftmals unbemerkt vor sich geht, ist das Leben. Wie leben Sie denn gerade? Leben Sie wohl oder ist Ihnen Ihr altes Lebenskleid zu eng geworden? Wenden Sie Ihre Aufmerksamkeit sich selbst zu.

Eines Morgens wache ich auf und spüre, dass etwas nicht stimmt. Da gibt es ein Unbehagen. Im Grunde ist alles in Ordnung, aber ich fühle mich nicht wohl. Ich bin unterschwellig ärgerlich. Warte ich jetzt darauf, dass das Schicksal zuschlägt und die anstehende Veränderung in meinem Leben »gewaltsam« einbringt? Oder sichte ich die Aktiva und Passiva in meinem Leben und sortiere sie neu? Lasse ich mich verändern oder verändere ich selbst? Das Schicksal schlägt nicht gleich zu. Erst klopft es dezent an und serviert sanft ein Angebot. Nach und nach wird es aufdringlicher, bis es schließlich anfängt zu nerven. Es nervt, indem es mich immer wieder konfrontiert mit dem Lernschritt, den ich aktuell zu bewältigen habe. Es bietet mir immer wieder an, mich mit meinem persönlichen Wachsen zu beschäftigen, das momentan ansteht. Nach wiederholten Versuchen, meine Schritte behutsam zu lenken, werden die Bedingungen forciert. Die anstehende Veränderung wird immer nötiger, es wird notwendig, etwas zu tun. Es hat sich eine Not eingestellt, die gewendet werden muss. Das kapiere ich manchmal nur, wenn mir ein Ärgernis präsentiert wird. Dieses Ärgernis muss außerdem unausweichlich vor mir stehen. Was ich Ihnen als eine zusätzliche Sichtweise nahe bringen möchte, ist die Interpretation, dass Ihr Ärgernis ein verpacktes Geschenk des Lebens an Sie ist. Es fordert Aufmerksamkeit, Zuwendung und Ihre Auseinandersetzung mit ihm. Stellen Sie sich ihm. Um noch einmal das Beispiel der Eifersucht aufzugreifen. In diesem Fall können Sie, nachdem Sie Ihren Schmerz eine Weile ausgehalten und ein Stück weit durchdrungen haben, zu dem Ergebnis kommen, dass Sie sich der Pflege Ihres Ich-Gefühls widmen dürfen. Das kann sich durchaus erfreulich und befriedigend gestalten.

Was ist Ihnen geschenkt? Formulieren Sie Ihr höchst privates Geschenk, das Ihnen das Leben gemacht hat. Das, worauf Sie unerbittlich wieder und wieder gestoßen werden, vermutlich zu Ihrem Unmut, das wird Ihr Geschenk sein. Was auch immer Ihnen gegeben ist, Sie dürfen sich daran erproben und können daraus lernen. Es wird Ihnen keinesfalls gelingen, nicht zu lernen. Denn das Leben ereignet sich für Sie in genau der Weise, die für Ihr seelisches und geistiges Wachstum erforderlich ist. Darauf müssen Sie vertrauen, denn Sie können nicht abschätzen, was Ihnen als nächster Lernschritt bevorsteht. Sie können es nicht ermessen, Sie müssen und dürfen einfach vertrauen, dass das Leben, das Sie leben, Ihnen selbst gehört in jedem Augenblick Ihres Daseins.

Übung

Öffnen Sie in der Ihnen angenehmen Meditationsposition Ihre Chakras der Reihe nach von unten nach oben. Besinnen Sie sich auf das größte oder häufigste Ärgernis, das Ihnen im Leben zustößt. Verkleinern Sie es so, dass es – als Szene etwa – in ein Puppenhaus passen würde. Sie selbst sind Zuschauer des Ereignisses in Ihrer normalen Größe. Lassen Sie nun das Ärgernis stattfinden, so wie Sie es kennen, wie Sie es erfahren haben. Sehen Sie sich das Stück an, bis Sie fühlen, dass das nun das Ende sei. Entscheiden Sie nicht vom Kopf her, dass jetzt der Vorhang zu fallen hat, weil das Ihr Problem war, das da zur Aufführung kam. Sehen Sie ruhig und geduldig zu, bis sich von allein der Vorhang senkt und die Mitspielenden die kleine Bühne verlassen haben.

Nehmen Sie sich nun Zeit zum Nachdenken über das, was Ihnen da vorgespielt worden ist. Versuchen Sie, Überschriften zu formulieren für die einzelnen Szenen. Finden Sie eine Benennung für das Ganze, was sich vor Ihren Augen abgespielt hat. Dann lassen Sie die Regisseurin des Stücks auftreten. Sprechen Sie mit ihr, stellen Sie ihr all Ihre unbeantworteten Fragen, seien Sie schonungslos kritisch mit dem Stück, lassen Sie Ihren Unmut heraus darüber, dass Sie den Sinn des Hergangs überhaupt nicht verstehen und fragen Sie in Ihrer Gereiztheit nach dem Sinn und Zweck des Ganzen. Wozu ein solches Theater? Wer möchte das schon sehen? Was ist der Unterhaltungswert und was ist daraus zu lernen?
Auch wenn Sie aufgebracht und ungeduldig sind, lassen Sie der Regisseurin Zeit für ihre Ausführungen und hören Sie ihr aufmerksam zu. Vielleicht passt sie irgendwann und erklärt, dass das die Anweisung der Stückeschreiberin gewesen sei, der sie sich unterworfen habe. Dann zögern Sie nicht, auch diese auftreten zu lassen und zu befragen. Es gibt auch die Möglichkeit, andere Zuschauerinnen hinzu zu bitten und deren Eindrücke zu ermitteln. Versuchen Sie, auf alle möglichen Arten mehr zu erfahren über das Ärgernis Ihres Lebens.
Beenden Sie irgendwann mit einem Entschluss Ihr Experiment: Lassen Sie das Puppenhaus verschwinden und kehren Sie entschieden aus der Meditation in Ihr alltägliches Leben zurück.

Legen Sie sich aufrichtig Rechenschaft ab über das neu Erfahrene. Tauschen Sie sich mit einer Person Ihres Vertrauens aus über »Ihr Stück«. Schreiben Sie auf, was Sinn und Zweck und Lernziel Ihres Ärgernisses sein soll – und legen Sie Ihre Aufzeichnungen erst einmal beiseite. Versuchen Sie, sich nicht zu ärgern. Nehmen Sie nach Ablauf von einigen Tagen nochmals Ihre Aufzeichnungen vor und versuchen Sie noch einmal, Ihr Verständnis zu vertiefen. Probieren Sie auch, Ihr Stück noch einmal zur Aufführung zu bringen und gestatten Sie einige Veränderungen durch die Regie, in der Art der Inszenierung, durch technische Effekte oder durch Ihren Blickwinkel. Achten Sie bei der Wiederholung auf Ihre Gefühle: Wie haben Sie sich verändert? Verstehen Sie die Botschaft des Stückes auf andere Weise? Haben Sie Neues erfahren? Gönnen Sie sich Zeit, Geduld und Nachsicht bei der Bearbeitung des Ärgernisses Ihres Lebens. An Ihrem Ärger können Sie am meisten wachsen. Nehmen Sie die Hinweise von Ihren Zuhörern auf und erwägen Sie deren Bedeutung für sich, auch wenn sie Ihnen zunächst abwegig erscheinen. Es gibt viele Betrachtungsweisen, es gibt verschiedene Weisen des Herangehens an ein Problem. Wenn ein Ärgernis Sie zu überwältigen droht, kann das Relativieren durch die Blickwinkel von nicht betroffenen Personen nur hilfreich sein beim Versuch, ihm den angemessenen Stellenwert zuzuweisen. Erinnern Sie sich: Sie verleihen den Dingen die Bedeutung.

Ihre Arbeit mit Ihrem Ärgernis können Sie dann als vollendet betrachten, wenn es Ihnen nicht nur gelingt, in Gelassenheit festzustellen: »Ach, da ist ja mein altbekanntes Ärgernis«, sondern wenn Sie dahin gelangen, Ihr sattsam bekanntes Ärgernis liebevoll anzunehmen als Hinweis, etwas für sich und Ihre persönliche Entwicklung zu tun, vielleicht sogar in Dankbarkeit für die Aufforderung, sich auf sich selbst zu besinnen. Und seien Sie doch, bitte, freundlich zu sich.

Das Wesen der Meditation

Es gibt verschiedene Arten von Wirkungen in der Meditation. Entsprechend gibt es verschiedene Bedeutungen und Einsatzmöglichkeiten der Meditation. So kann eine Meditation im Falle einer Problem-Situation kreative Lösungsansätze und Hinweise zum inneren Gehalt der Lage liefern.

Meditation ist eine Form des Lernens. Im alltäglichen Leben lernt man zum einen, indem man ein Vorbild nachahmt, versucht genauso zu handeln, zu sprechen, zu denken, zu sein wie sein Vorbild. Man lernt durch Imitation. Andererseits lernt man, indem man versucht, so zu handeln, zu sprechen, zu denken, zu sein, wie es den Anforderungen entspricht, die eine Autorität an einen stellt. Das unterscheidet sich meistens von dem, wie die Autorität selbst handelt, spricht, denkt, ist. Eine Lehrerin, die Gehorsam von den Schulkindern fordert, ist selbst möglicherweise nicht gehorsam gegenüber ihren Vorgesetzten. Ein Chef, der auf Pünktlichkeit besteht bei seinen Angestellten, nimmt sich vielleicht durchaus für sich heraus, zu kommen und zu gehen, wann es ihm passt. In der Meditation wird ein Bild geliefert. Das zu verstehen, obliegt jedem selbst. Es umzusetzen in die Realität, ist auf verschiedene Weisen möglich.

Einmal hatte ich einen Freund, von dem ich nicht so genau wusste, was und wieviel er mir bedeutete. Ich meditierte, dass ich in meinem Meditations-Garten sei und ließ ihn hereinkommen. Als er mir gegenüber stand, befand sich unvermittelt eine Art Wasserball zwischen uns, eine riesige leichte Kugel, auf der die Kontinente und die Meere aufgemalt waren. Wir bewegten die »Erdkugel« zwischen uns hin und her, wiegten uns, immer mit dem Erdball zwischen uns, wir hoben ihn hoch über unsere Köpfe und senkten ihn zwischen uns, bis fast auf den Boden. Es war sehr harmonisch, so wie unsere Beziehung.

Als ich diese Szene im Nachhinein überdachte, wurde mir klar, dass wir keinerlei direkte Berührung hatten. Wir waren nicht wirklich in Kontakt gewesen. Wir hatten nicht einmal ein Wort gewechselt; und die Weltkugel war nicht nur ein Symbol. Tatsächlich reiste der Mann weit durch die Welt, allein, oder jedenfalls ohne mich. Als mir das klar wurde, dass wir eine Freundschaft auf Abstand hielten, konnte ich mich innerlich leicht von ihm verabschieden und machte mir keine Hoffnungen mehr auf eine nahe Beziehung. Ich hätte durchaus andere Schlüsse ziehen können aus dieser Meditation. Mein Wunsch nach körperlicher Nähe und nach Gespräch mit dem Mann, der mir nahe war, ließ mich zu dem Ergebnis kommen, dass meine Beziehung zu diesem Freund mir als Partnerschaft keine Erfüllung brächte. So ergab sich aus der Realität meiner Erfahrung, der Kenntnis meiner Bedürfnisse und der Erkenntnis aus dem Bild der Meditation die Konsequenz für meine Entscheidung.

Meditation kann auf solche Weise der Entscheidungs-Findung dienen mittels der Bilder, die Ihre aktuelle Situation illustrieren und so verdeutlichen.

Dem geht voraus, dass man sein »Problem«, den in Frage stehenden Sachverhalt, in eine Gestalt bringt, die einem zum Symbol wird. Nehmen Sie an, Sie stehen vor einer Entscheidung, die Sie hinreichend gedanklich durchgespielt haben, und Ihr Herz scheint sich weder zu der einen noch zu der anderen Lösung zu neigen.

Übung

Stellen Sie sich vor, dass Sie an einem Kreuzweg stehen. Werfen Sie einen Blick zurück und vergewissern Sie sich, aus welcher Richtung Sie gekommen sind. Nehmen Sie wahr, was unmittelbar hinter Ihnen liegt. Vielleicht sehen Sie einen Steilhang, den Sie erklommen haben, oder ein Dickicht, durch das Sie Sich durchgeschlagen haben. Fühlen Sie die Ähnlichkeit mit Ihrem Erleben. So war es tatsächlich in der letzten Zeit. Vielleicht sehen Sie einfach einen bequemen Spazierweg, von der Sonne beschienen oder in wohligem Halbschatten, der Sie zu Ihrem aktuellen Standort geführt hat.

Sie blicken zu Boden, erforschen die Bodenbeschaffenheit, den augenblicklichen Stand Ihrer Füße. Blicken Sie zum Himmel auf und sehen Sie, welches Wetter Ihnen in Ihrer zweifelhaften Lage beschert ist.

Nun blicken Sie nach vorn. Sicher unterscheiden sich die zwei (oder mehr) vor Ihnen liegenden Wege. Versuchen Sie, sorgfältig die Unterschiede zu erfassen. Vielleicht ist der eine dunkler und der andere heller. Möglicherweise geht der eine bergab oder er führt in dichten Wald, während der andere bergauf geht oder in eine besiedelte Gegend. Mag sein, dass der eine Ihnen einfach besser gefällt als der andere, und Sie könnten dieses Empfinden durch keine Begründung erklären. Nehmen Sie sich Zeit, die vor Ihnen liegenden Wege auf sich wirken zu lassen.

Wenn Sie die zwei (oder mehrere) Wege betrachtet und erfühlt haben, welche Qualitäten die verschiedenen Lösungsmöglichkeiten darstellen, für die die Wege jeweils symbolisch stehen, dann obliegt Ihnen immer noch die Entscheidung.

Vielleicht haben Sie ein wenig mehr an Information aus bislang verborgenen Tiefen hervorgeholt. Vielleicht ist Ihnen angesichts der Situation, die Sie umgesetzt haben in das Bild Ihres sich verzweigenden Weges, klar geworden, dass Sie sich momentan nicht entscheiden können oder wollen. Ein Bild dafür könnte sein, dass Sie sich zwar an einem Scheideweg befinden, sich jedoch auf einem Baumstamm niedergelassen haben und in die Betrachtung der Umgebung vertieft sind.

Ich nehme solche Botschaften durchaus ernst: Dann ist die Zeit für eine Entscheidung noch nicht reif. Dann sitze ich und genieße die Pause, die mir gerade vergönnt ist. Sie wird nötig sein. Vielleicht kommt hier an dieser Stelle eine Fee vorbei, die mir Flügel verleiht für den weiteren Weg, oder ein fürsorglicher Mensch schickt mir ein Taxi (Ich habe stets autofreie Visionen: Bei mir wäre es eher ein Pferdefuhrwerk.), oder es tut sich ein weiterer Weg auf, z.B. in die Tiefe des Erdreichs, wo kostbare Schätze meiner harren.

Um das Verfahren zu illustrieren, hier ein Beispiel aus der Praxis:

Ein Mann sah in der Meditation einen solchen Scheideweg vor sich, und die zwei Wege unterschieden sich für sein Empfinden nicht in ihrer Qualität. Doch da steht sein Vater am Rande des einen Weges, der vor vielen Jahren an einem Herzinfarkt infolge von Arbeitsüberlastung gestorben ist. Er zeigt in die eine Richtung mit den Worten: »Ich bin da entlang gegangen.« Der Vater gibt auf keine Frage seines Sohnes eine Antwort, wiederholt nur immer wieder diesen Satz. Er gibt keinerlei Erläuterung, wie der Weg für ihn gewesen ist, ob er ihn empfehlen könne, ob ihm dort Schönes oder Schweres begegnet ist.

Diese Botschaft berührte den jungen Mann tief. Er hatte nicht geahnt, dass er sich an einem Scheideweg in seinem Leben fand. Es war ihm zu diesem Zeitpunkt nur unterschwellig unbehaglich an seiner Arbeitsstelle. Diese Meditation erschien keineswegs als eine Entscheidungshilfe, sondern brach eher verwirrend in ein geordnetes Leben ein. Wenige Monate später ließ der etwa 30-jährige Mann seinen gut bezahlten, aber langweiligen Job hinter sich, um ein zweites Mal zu studieren.

Auf der tieferen Bewusstseins-Ebene, die man mittels Meditation erreicht, weiß man oft mehr und genauer, was das aktuelle Thema seines Lebens ist. Dort, auf der Ebene der persönlichen Wahrheit, braucht man sich nicht so viel vorzumachen. Hier muss man sich Konventionen nicht beugen, denn sie haben keine Gültigkeit im Bereich der subjektiven Wahrheit.

Man muss seinen Ansprüchen nicht den Raum zugestehen, den sie in der physischen Realität fordern. Sie werden wichtigeren Kriterien unterworfen. Hier werden Sie mit Kriterien für Ihre Entscheidungen konfrontiert, die Ihnen im Wach-Bewusstsein nicht ohne weiteres zur Verfügung stehen. Sie zu erkennen, ist eine Aufgabe, die der Meditation entspringt. Darüber hinaus obliegt es jedem, die erkannten Kriterien zu akzeptieren. Ihnen gerecht zu werden im »realen Leben«, in dem Bereich des Lebens, in dem die Entscheidung ansteht, ihnen tatsächlich Raum zu geben, ist eine große Forderung, die eine innere Wahrheit an jeden stellt. Normalerweise sind Sie dem nicht gleich gewachsen. In diese Aufgabe müssen Sie erst hineinwachsen. Im Bereich der Meditation dürfen Sie jedenfalls Ihre Wahrheit zulassen.

Meditation führt uns auf die Ebene der persönlichen Wahrheit. Hier wird man konfrontiert mit den Bedeutungen der täglichen Ereignisse des Lebens. Zudem verleiht jede Meditation eine Vertiefung, ein tiefer in sich Hineinsinken, ein Gefühl von Ausgeglichenheit.

Vor der Meditation klären Sie gedanklich, wie Sie sich befinden. Nehmen Sie an, Sie fühlten sich unsicher. Spüren Sie nach, wie sich Ihnen diese Unsicherheit mitteilt. Vielleicht haben Sie ein diffuses Gefühl von Unbehagen im Rücken, das ich »Mangel an Rückhalt« nenne. In einem solchen Fall empfehle ich, in der Meditation nachzuspüren oder nachzuschauen, was sich im Rücken befindet. Was auch immer Sie da entdecken, es ist offenbar nicht geeignet, Sie zu stützen. Versuchen sie darum, sich Rückhalt zu verschaffen. Sie können sich etwa vorstellen, dass sich ein starker Baum hinter Ihnen befindet, an den Sie sich bei Bedarf anlehnen können. Oder wünschen Sie sich einen guten

Geist, der Ihnen den Rücken stärkt. Vielleicht erinnern Sie sich an eine Situation in Ihrem Leben, in der Sie deutlich Rückhalt erfahren haben, und Sie nehmen dort eine gefühlsmäßige Anleihe. Bringen Sie das Empfinden aus der früheren Situation in die aktuelle mit hinein. Normalerweise verändert sich nach einer solchen Meditation die Wahrnehmung von uns selbst in der Welt. Somit gewinnen Sie auch einen neuen Blick auf die Sie aktuell umgebende Situation. Sie gehen dann gestärkt in Ihren Alltag zurück, in dem Sie sich kurz zuvor noch unsicher gefühlt haben. Diese Form der Meditations-Wirkung nenne ich Übertragung. Sie spüren Ihren Mangel, in diesem Fall das diffuse Unbehagen im Rücken, schaffen sich auf der meditativen Ebene den Ausgleich, eine Stärkung der Rückenschwäche mittels Ihres Vorstellungsvermögens, spüren, dass Sie sich gestärkt fühlen und kehren in die Welt des Alltags zurück. Sie übertragen in eine mangelhafte Situation das, woran es Ihnen mangelt. Wenn Sie sich klar darüber geworden sind, wessen Sie gerade bedürfen, erfüllen Sie sich Ihren Wunsch. Dies ist keine leichte Übung. Meist wissen Sie nämlich nicht so genau, was Ihnen gerade fehlt, was Ihr wirkliches Bedürfnis ist. Diese Meditations-Technik ist eine Ausgestaltung des Satzes: »Dem Gedanken folgt Energie.«

Eine Erweiterung der Übertragung eines erwünschten Zustandes in die aktuelle Situation durch meditative Arbeit wäre auch folgendermaßen denkbar: Gehen wir davon aus, dass Sie sich irgendwie unwohl fühlen. Sie wissen nicht, was Ihr Unbehagen ausmacht, Sie können überhaupt nichts näher bestimmen, wonach Sie sich sehnen. Hauptmerkmal Ihres Befindens ist, dass es ungreifbar, diffus ist. In einer solchen Lage schlage ich vor, Sie setzen sich hin, öffnen in Sorgfalt Ihre Energiezentren und sehen auf diesem Weg der Reinigung und Zentrierung schon, wo »es klemmt« oder wo ein Zuviel an Energie die Ausgeglichenheit stört. Ihre Kenntnis der verschiedenen Bedeutungsebenen der Chakras und Ihre Kenntnis von sich und den für Sie typischen Bedingungen können Ihnen Hinweise geben, was Ihr Unwohl-Sein offenbaren möchte.

Dennoch gibt es manchmal Gelegenheiten, in denen ich keine konkrete Übung weiß, wie ich mir zu Wohlgefühl verhelfen könnte. Dann lasse ich geschehen, was mir zufällt. Ich warte. Dann beginnt mein Energiesystem unwillkürlich zu arbeiten, es intensiviert die Durchlässigkeit von oben nach unten. Ich spüre, wie es ganz von allein fließt, und ich unterstütze aktiv, was sich in mir ereignet. Es mag auch sein, dass ich mich unversehens in eine Landschaft versetzt fühle, von der ich nicht zuvor beschlossen habe, dass sie mir im Moment gut tun könnte (etwa die Weite des Meeres, weil mir grade eng zu Mute ist; oder die Lieblichkeit einer sanften Hügellandschaft, weil in meinem Leben gerade das Harte, Schroffe überwiegt; eine sonnige Landschaft, weil ich mich nach Wärme sehne, etc.). Dann nehme ich das, was mir gegeben wird, und mache mich auf, diese Landschaft zu erforschen. Üblicherweise gehen mir dann neue Erkenntnisse über mich auf meiner derzeitigen Lebensstrecke auf.

Es gab eine Zeit, da fand ich mich immer in der Wüste wieder. Meine Wüste war nicht öd und leer. Sie war voll intensiven Lebens, voll Wärme und Licht und voll der Freiheit, die ich gestalten durfte. So saß ich in der Wüste, nahm Hitze und Licht in mich auf, fühlte die intensive Strahlung und sog sie in mich ein. Ich sah, dass ich mit meinem Körper Schatten in die Gluthelle warf, und im Schatten meines Körpers wuchs eine kleine Blume. Sie bedurfte meines Ausharrens, um in der schattenlosen Weite der Wüste wachsen zu können. Sie brauchte die Kühle meines Schattens für ihre Existenz.

Solche Meditations-Ergebnisse haben etwas Ehrfurcht-Gebietendes, etwas Heiliges. Ich trage sie stets lange als Erinnerung in meinem Herzen und spüre wieder und wieder ihrer Bedeutung nach. Es sind oft wegweisende, schöpferische Meditationen, die sich einstellen, wenn wir uns innerlich frei machen für das unwillkürliche Geschehen eines inneren Erlebens. Das sind Meditationen, die Tiefes erschließen. Häufig werden sie sogar noch weiter wachsen. So kann ich bewusst wieder dorthin zurückgehen und sehen, welche Wachstumsfortschritte das Pflänzchen in meinem Schatten gemacht hat. Es ist wie mit manchen Träumen, die sich wiederholen und von denen man genau weiß, dass sie höchst bedeutsam sind. Man weiß um ihre Wichtigkeit, ohne diese in genaue Worte fassen zu können. Vielleicht erschließt sich später ihr Sinn, so wie sich manche Begegnungen im Leben erst im Nachhinein in ihrer ganzen Tragweite offenbaren.

Anmerkungen

1.) Alice Bailey: Eine Abhandlung über die Sieben Strahlen, Esoterische Psychologie, Bd. 2, Lucis Trust, Genf: 1990, S.354

2.) Vgl. in Martin Buber: Die Erzählungen der Chassidim, S. 434, Zürich: Manesse Verlag, 1992.

3.) Vgl. die Beschreibung in Kapitel 7: »Die Aura – das menschliche Energiefeld«, S. 88ff. in: Brennan, Barbara Ann, Licht-Arbeit, Goldmann, München: 1989.

4.) Der Yoga-Pfad, Patanjalis Lehrsprüche erläutert von Alice A. Bailey, S. 276.

5.) die antwort der engel, S. 232, Daimon Verlag, Zürich

6.) Die Forderung nach Bindung ist schon im Tierreich zu verzeichnen: Mir fällt hier der Versuch des Verhaltensforschers Lorenz ein, der feststellte, dass frisch geschlüpfte Graugänse das erstbeste »Ding«, das sich bewegt, als Leitfigur auswählen. Es ist wahrscheinlich, dass das die Graugans-Mutter ist. Lorenz bot sich selbst an, und seine Forschung gipfelte in dem ethisch fragwürdigen Experiment, den kleinen Gänschen einen Fußball anzubieten, der an ihnen vorbeirollte. (Sie folgten ihm.)

7.) Khalil Gibran: Der Prophet; Düsseldorf: Walter 1995; S. 13

8.) Vgl. hierzu das I Ging: Nr. 33. Dun / Der Rückzug: »Die Kraft des Schattigen ist im Aufsteigen begriffen. Das Lichte zieht sich vor ihr in Sicherheit zurück, so daß jene ihm nichts anhaben kann. Es handelt sich bei diesem Rückzug nicht um menschliche Willkür, sondern um Gesetze des Naturgeschehens. Darum ist in diesem Fall der Rückzug die richtige Art des Handelns, die die Kräfte nicht aufreibt.« … »Der Erfolg besteht darin, dass man den Rückzug richtig auszuführen vermag. Rückzug ist nicht zu verwechseln mit Flucht, die auf weiter nichts bedacht ist als Rettung unter allen Umständen. Rückzug ist ein Zeichen von Stärke.« (Ausgabe Wilhelm, Köln1980, S. 131)

9.) Dostoevskij schreibt in seinem Bericht über die in der Zwangsarbeit erfahrenen Leiden, dass von allen am demütigendsten und am quälendsten empfunden wurde sinnlose Arbeiten zu verrichten. Solche Arbeiten wurden von den Insassen der Lager mit Regeln ausgestattet in dem Versuch der Öde der Sinnlosigkeit so zu entgehen.

10.) Vgl. hierzu das I Ging: 39. GIEN / DAS HEMMNIS, in der Kommentierung heißt es: »Es handelt sich um eine Lage, da sich Hemmnisse einem gegenüberstellen, die nicht direkt überwunden werden können. In diesem Fall ist es Weisheit, angesichts der Gefahr stehen zu bleiben und sich zurückzuziehen.«

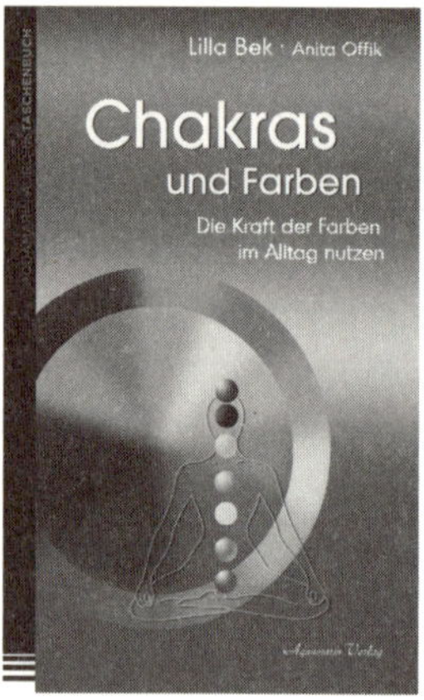

Chakras und Farben
Die Kraft der Farben
im Alltag nutzen
Lilla Bek

ISBN 978-3-89427-627-0
Taschenbuch

Farben bestimmen unser Leben. Sie wirken auf uns zurück und können dem sachkundigen Beobachter wertvolle Aufschlüsse über einen Menschen vermitteln. Lilla Bek, eine der angesehensten Psychologinnen und Heilerinnen Englands, veröffentlicht in diesem umfassenden Kompendium die Forschungsergebnisse einer lebenslangen Beschäftigung mit dem Geheimnis der Farben. Sie breitet, in Zusammenarbeit mit Anita Offik, ein schillerndes Universum vor den Augen der Leser aus, das weitaus beeindruckender ist als jenes, was 'normale' Augen sehen. Lilla Bek erblickt die Farben auch mit den 'inneren' Augen und lässt in ihren Beschreibungen auch den nicht hellsichtigen Leser teilhaben an dem Farbenspiel der Schöpfung. So erhält das Verständnis der Farben eine neue Dimension, indem auch ihre unsichtbaren Wirkungen Berücksichtigung finden. Farben wirken, etwa über das Chakra-System, in sehr intensiver Weise auf Körper und Psyche des Menschen ein. Ein wissender Umgang mit der Heilkraft der Farben vermag hier überaus heilsame Kräfte freizusetzen. Neben der grundsätzlichen Analyse der Farbwirkungen enthält diese umfangreiche Studie zahlreiche Fallbeispiele, anhand derer ein leichter Zugang zum persönlichen Nutzen der Farbtherapie möglich wird. Ein lichtvoller Führer zur Anwendung der Farbheilkunde im eigenen Leben!

Wie schütze ich meine Aura? Mit einfachen Übungen für den Alltag
William Bloom

ISBN 978-3-89427-615-7
Taschenbuch

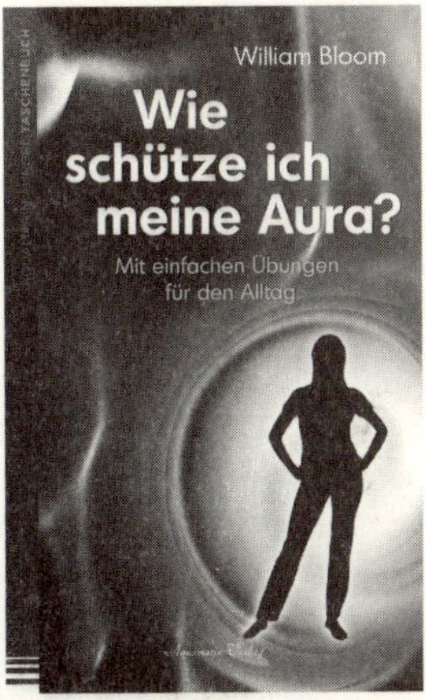

Reagieren Sie empfindlich auf eine unangenehme Atmosphäre, auf negative Gedanken oder aggressive Menschen? Möchten Sie sich vor Menschen schützen, die Ihnen „Energie abziehen"? Möchten Sie Ihre Lebenssphäre so gestalten, dass sie vor Fremdbeeinflussung sicher ist? Wenn Sie diese und ähnliche Fragen bejahen, wird Ihnen das vorliegende Buch von Dr. William Bloom eine Reihe von äußerst hilfreichen Übungen und Techniken an die Hand geben, um sich selbst, Ihre Lieben und Ihre Umgebung vor negativen Einflüssen zu bewahren. Sie lernen, Ihre Aura wirksam zu schützen und Ihre Umgebung zu reinigen. Sie finden Übungen, um ein Haus oder einen Raum zu segnen. Sie können auf mühelose Weise innere Lebensfreude verwirklichen und mit einfachen Techniken blockierende Ängste überwinden. Ein Begleiter für den Alltag, der eine Fülle leicht anwendbarer Ratschläge bereit hält, um das Leben sicherer zu gestalten und so mehr Lebensfreude zu finden!

Schutzsteine
Negative Energien
wirkungsvoll abwehren
Wolfgang Hahl

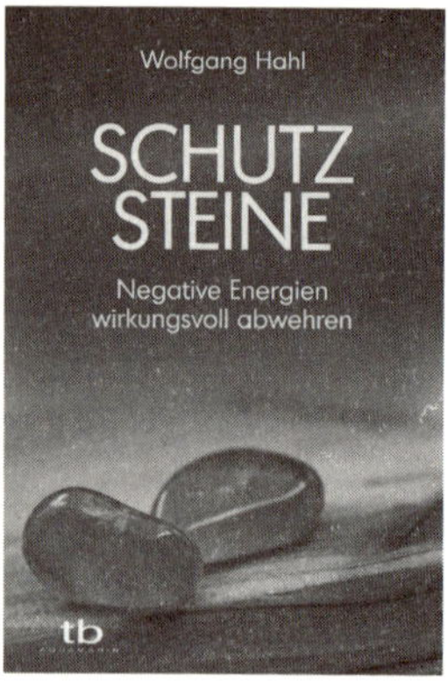

ISBN 978-3-89427-616-4
Taschenbuch

Wolfgang Hahl, der Begründer und Leiter des „Erdenhüter-Kristall-Steinkreises“, ist ein ausgewiesener Experte auf dem Gebiet der Edelsteine und Kristalle. Seit mehr als einem Vierteljahrhundert arbeitet und forscht er über ihre wundervollen Wirkungen und heilenden Kräfte. Immer wieder kamen und kommen Menschen zu ihm, um einen Stein zu erwerben, der sie vor negativen Einflüssen schützen soll. Nicht jeder Stein ist jedoch ein Schutzstein; und nicht jeder Schutzstein ist für jeden Menschen in der gleichen Weise geeignet. Wolfgang Hahl beschreibt in diesem „Edelstein-Ratgeber“ die wichtigsten Schutzsteine, ihre Funktion und Wirkweise und ihre optimale Anwendung. Damit kann auch der Laie mühelos die für ihn passenden Steine herausfinden und auf zielgerichtete Weise zum Schutz vor allen Arten negativer Kräfte einsetzen. Ein ideales Hilfsmittel, um die Kraft der Edelsteine zu erkennen und zum eigenen Schutz sinnvoll zu nutzen!

Die Aura im täglichen Leben
Manuela Oetinger

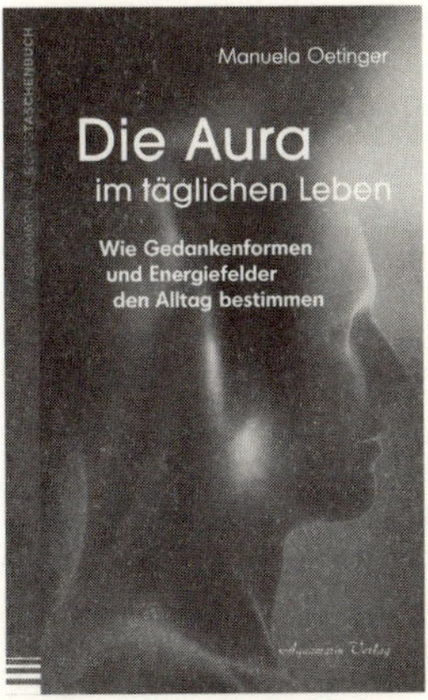

ISBN 978-3-89427-628-7
Taschenbuch

Wie Gedankenformen und Energiefelder den Alltag bestimmen

Manuela Oetinger analysiert anhand zahlreicher Beispiele, auf welche Weise das menschliche Denken und Reden das tägliche Leben prägen. Neben den innerseelischen Bereichen richtet sie ihr Augenmerk auch auf die täglichen Lebensgewohnheiten und schildert die feinstofflichen Wirkungen des Rauchens ebenso wie den Einfluss unserer Nahrungsmittel auf das körperliche und seelische Wohlbefinden. Desweiteren werden Themen wie Erdstrahlen, Beziehungen zwischen Mensch und Tier, Krankheit und Depression behandelt.

Schütze Dich